私の独善的子育て論

鈴木　榮

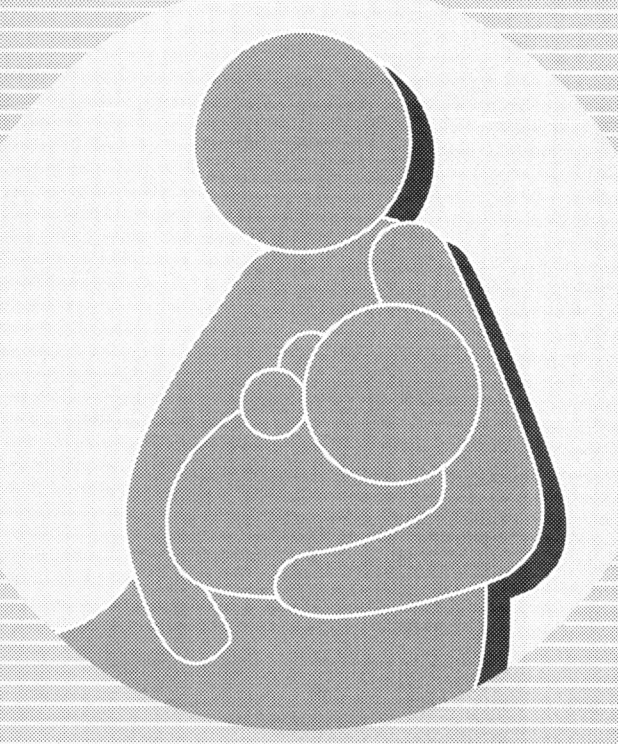

株式会社　新興医学出版社

目　　次

はじめに：子育てとのかかわり ……………………………………1

Ⅰ　子育てをめぐって …………………………………………1
A.小児心身症と育った環境 ……………………………………1
B.問題の子どもの生育環境 ……………………………………10
C.親と子の絆 ……………………………………………………16
D.しつけ …………………………………………………………26
E.慈父厳母症候群（父と母） …………………………………29
F.社会性をどう育てるか ………………………………………31
G.私の子育て論 …………………………………………………39

Ⅱ　少子化をめぐって …………………………………………49
A.少子化対策は新しい視点で …………………………………49
B.少子化対策の見直しを ………………………………………53
C.少子化と子育て ………………………………………………56

Ⅲ　子育てについての提言 ……………………………………67
　　　──むすびに代えて──

あとがき …………………………………………………………69

はじめに　子育てとのかかわり

　私が"育児指導"らしきものにかかわってからもう50年は過ぎた。
　昭和37年（1962）、名大病院の外来で「赤ちゃん教室」を始めたのは、育児相談の必要性も考えていたことは確かであるが、"自分の眼で、健康な赤ちゃんを見てみたい"と思っていたのも事実である。それは当時の小児科の教科書の記載が、あまりにも現実の乳幼児の実状からかけはなれている点が多いことに気付いたからに外ならなかった。
　相談・指導は小児科医としては当然の仕事（しかし当時はそうとは考えられてはいなかったし、大学に籍をおくものがこんなことをやるという非難めいた発言さえあった）ではあるにしても、事務的な仕事の煩雑さにうんざりしていたところ、トヨタ自動車の健康保険組合から、乳幼児健診をやって欲しいというお話を頂いたのは昭和44年（1969）5月で、これが平成8年（1996）の4月まで27年間続いたことは全く予想もしなかったことであった。始めた頃の赤ちゃんももう親になっている方が少なくない。感無量である。
　昭和59年（1984）には、名大を定年でやめ、金城学院大学へ移ったが、それから12年勤務して平成8年（1996）第2の定年を迎えた。全く早いものである。ここでは幼児について勉強したかったのであるが、学内の事情でそれが出来ないままで定年を迎えたのは心残りであった。担当科目は児童医学（現在は発育保健学）、育児学などで、母親予備軍の教育ということにやり甲斐を感じてはいたが、この頃の女子大については、それ以前の女子教育も含めて、やや悲観的になっている。しかし小児科医で女子大に勤務している先生方の会が平成7年（1995）に発足して、女子教育の見直しが始まっていることは、一筋の光明である。
　この間にやった社会へのお返し（そもそも赤ちゃん教室もgive&takeの考え方で始まった）としては、
　昭和38年（1963）～昭和40年（1965）年の2年間
　　NHK・TV　赤ちゃん教室

昭和41年（1966）
　　金原出版：**育児相談のために**
昭和57年（1982）
　　私家版：**よい子を育てるために**
昭和60年（1985）
　　私家版：**こんなときどうする**
昭和63年（1988），平成4・6年（1992・1994）改訂
　　私家版：**子育ての本**

などであるが、母子衛生研究会主催のお母さん方向けの講演会へは昭和40年代の後半から年に2～3回は出演させて頂いている。

また平成8年（1996）からは育児カレッジ（会長：志田紀子・名誉顧問：内藤寿七郎、調布市）の顧問としてお手伝いさせて頂いている。

　TV赤ちゃん教室は、内藤寿七郎先生の後継番組ということで、大変光栄に思ったが、今考えれば「盲蛇におじず」の諺通りの暴挙であったと思う。しかしいろいろいい勉強をさせて頂いたし、遠く離れている母親への孝行もさせて頂けて、有難かった。

　「育児相談のために」は、赤ちゃん教室を始めた趣旨に沿っての本であったが、この本は大変よく売れて、この新臨床医学文庫シリーズの中では、ずっと売上部数の上位を占めていたようで、名大をやめる前年に改訂第5版を出させて頂いた。

　「よい子を育てるために」は、トヨタでの健診の際のお母さん方からの質問、あるいはこちらで気がついた誤解に対する回答を集めたもので、健保組合の方から全妊婦に配布してもらった。何回か改訂を重ね、「子育ての本」にまとめられ、金城大での育児学の講義の参考書としても使ったし、ゼミ卒業生の結婚祝いにもしている。

　子育てとは直接関係はないが、名大の終わりの頃の数年と、退官後の国立病院での外来で、子どもの心身症の背景にある家族関係に注目してきたが、これと育児相談の経験とが一緒になって、子どもにとっての家族の重

要性に気付くようになった。

　そしてさらに、これは心身症児の家族的背景の続きであるが、最近増加している問題行動児の生育環境について、おもに文献調査によってではあるが、検討を加えている。

　その中で子どもの生育環境の重要さを改めて痛感させられている。しかしなかなか問題行動と生育環境は結びつかないようで、大変残念であるが、今年に入って、中教審もようやく家庭教育に目が向いてきたし、マスコミの論調も少しではあるがこちらを向いてきているようにも思われる。ここらで子育ての重要性を再確認しなければ、おそらく21世紀の日本は暗いであろう。しかし私のこのような考え方は、スムーズに社会一般に受け入れられるとは思っていない。子育てが本来の姿に戻る一助にもと、私見をつらねてみた。ご検討頂ければ有難い。

2002年3月1日

I 子育てをめぐって

A. 小児心身症と育った環境

　最近小児心身症や問題行動が多発するようになり、ようやくこれらと育児環境との関係が注目されるようになってきた。私は小児心身症の診療の中でこの点に気付き検討を加えてきたが、十分なデータが得られないまま現役を退いた。その後は専ら文献的な検討を行ってきたに過ぎないが、一応の結論は得ているので、私自身の臨床経験に文献的考察を加えて、私見を述べてみたい。

1. 心身症児の育った環境

　名大在職中の後半から、退官して国立名古屋病院で約10年、小児心身症の診療にあたった。この頃、とくにはじめの頃は、小児心身症については、今からではとても想像もつかない、全くの暗中模索の時代であった。こんな中で、岩波、高木らの尽力で小児心身医学会がスタートし、私も若干お手伝いさせて頂いた。今の学会の隆盛さは当時では全く予想も出来なかった。こんな中で全く自己流で、手探りで心身症の診療を続けていた。もちろん教科書も指導書も何もなかった。こうしている中に、付添ってくる親にある傾向があることに気がついた。どうも父親がなんとなく弱々しく、母親は反対に元気がよいのである。ただこれは主治医の印象だけでは意味がないので、ここらの事情をなるべく客観視したいと思い、名大教育学部の小島秀夫教授にお願いして、家族関係診断テスト Family Relations Inventory（FRI）を作成して頂いた。
　このFRIについては既に報告してある[1]ので詳細は省略するが、それまでの親子関係テストと違う点は尺度に両親の関係が組込んであることで、これによって夫婦間の力関係が明らかになる。われわれの調査結果では、

子どもの心身症の70〜80％に慈父厳母がみられた。これはおそらく心身症の診療と平行して約30年にわたって育児相談に従事しており、育児相談のときの両親との相違に気が付いていたということかもしれない。

　ただしかし、心身症の例で乳幼児期の母子関係が上手くいっていなかった（神経性食欲不振症の15例中14例で母子一体感が得られていなかったという）ことを指摘したのは旭川医大内科の梶・並木ら[2]である。乳幼児期の重要性は当時すでに認識していたつもりであるが、この指摘には驚かされ、小児科医として恥ずかしく思った。そして乳幼児期への関心がさらに強められた。

　こうして心身症児についてはその成育環境に関心が向けられるようになり、筆者がお世話させて頂いた第9回日本小児心身医学会では主題を〝小児心身症と家族〟にさせて頂き、多くの発表・討議が行われた。

　また乳幼児期の不適切な親子関係などがストレスになって、情動機能が未熟なまま成長すれば、思春期以後の心身症の発生にもつながることは大脳生理学の面からも明らかになってきているし[3]、精神科の領域でも清水（將之）は2〜3歳頃の親子関係のつまずきが後年の親子関係のもつれにつながることを指摘しており、乳幼児期の育った環境の重要性は疑いないものと思われる。

2. 問題行動児の育った環境

　ここ数年、子どもの問題行動が多くなっているが、そういう子どもの育った環境についての報告は少ない。これはおそらくプライバシーとか人権の問題があってのことと思われる。このような問題の予防ないしは解決にはこの点を知ることが不可欠と考えられるが、その知見に乏しいのはきわめて残念なことである。またここらについても小児科医に意見を求められることはほとんどないし、成育環境についてのデータも全くと言っていいほど発表されていないので、拱手傍観しているしかないのが実状である。ただこれまでも、おもに司法関係の方々からの報告は若干あり、こういうものから類推するだけであった。

昨年、警視庁少年課の刑事さん方が担当した約40例の非行少年の調査結果を、東京母の会連合会の方々がまとめた「ざけんなよ」という本が出版された。本書では、子どもたちの抗議のほとんどが親に向けられている。教師に向けられているものも若干あるが、その例でも抗議は親にも向けられており、事情はかなり複雑で、データとしてまとめることは出来なかったが、基盤に親と子の絆の形成不全のあることが読みとられ、主として乳幼児期の子育て環境が大きく関っていることが推定された。

　また同じく昨年出版された「子育ての倫理学」では、少年犯罪と乳幼児期の子育て関係を指摘しているし、最近出版された「少年犯罪と子育て」もこの点に触れている。夫婦関係のもつれが子どもへ影響することを指摘している本も出版されており、だんだん関心がこの方面に向いてきていることは歓迎すべきであり、小児科医ももっとこういう面に注目すべきであろう。

　子どもの問題ではるかに先進国であるアメリカでは、こういう点についての論文もかなり多い。その中の一つ、SA Mednickらのデータの一部を紹介させて頂くと、18歳時点でのViolent Crimeについての調査では、出産時障害＋maternal rejectionの組み合わせが最も高率にみられたという。

　また昨年日本語版が出版された〝育児室からの亡霊〟では、犯罪者では3歳までの育った環境が重要なことを指摘して、全米に衝撃を与えたという。

　このように、内外で子育ての重要性が言われているにもかかわらず、日本ではこれまで子育ては無視とは言えないにしても軽視されつづけたことは事実で、これが現在の子どもの問題の多発と無関係であるとは言えないであろう。

　なぜこんな状態になったのか、理由はいろいろあると思うが、影響の大きかったものとしては次の2点が挙げられよう。

　1つは少子化対策の誤りで、この点については著者がかねてから警告を発してきたが、ほとんど無視され続けてきた。それは子どもが全く視野に入っていない対策ばかりで、効果もほとんど上がっていない（後述）という点である。やっと昨年（2000年）5月出された日本学術会議の特別委員会（委員長：鴨下重彦東大名誉教授）の報告書で、この種の委員会としては初

めて、少子化の子どもへの影響が指摘された。すなわちいくつかある影響のうちの4番目に、子どもの健かな成長に対する影響（自主性、社会性などの発達が阻害）という項目が挙げられている。これは画期的なことで大いに注目したいし、本書が広く頒布されて、この点への関心を喚起して欲しいものである。そして子どもに目の向いた少子化対策が行われるようになることを望んで止まない。

　もう1つの子育て軽視は3歳児神話であろう。

3. 3歳児神話

　これはいつ頃からどんな形で広まって来たのかははっきりしない。厚生省の平山班の調査では外国の育児書にはほとんど記載されていないというし、ドイツでは同じような内容でも神話とは言っていない。
　しかし日本では平成10年（1998）の厚生白書に3歳児神話として記載されて以来、はっきりした影響を与えつづけている。
　3歳児神話とは「子どもは3歳までは、常時家庭において母親の手で育てないと、子どものその後の成長に悪影響を及ぼす」というものだそうで、これには「少なくとも合理的な根拠は認められない」と明記されている。これが母が子育てをしなくてもよいというお墨付ということにとられ、子育て軽視につながっていく。
　これはもっぱら母親を育児へ縛りつけることに対する反動とも考えられるが、問題は大きく2つに分けられるように思う。
　1つは乳幼児期の成育環境を軽視してよいかどうかという問題であり、2つ目は広く家庭保育か集団保育かという点、さらには子育ては母か父か、はたまた祖父母か第三者かという点であろう。
　前者については、乳幼児精神医学をはじめ多くの領域から解明されていて問題はないと思うし、CRN国際シンポジウム2000、「21世紀の子育てを考える」の報告書[4]に小林登所長が、「少なくとも乳幼児期には母子関係と家庭のあり方が重要である」と書いており、問題はないと思われる。

母子関係を重視している点では第2の点にも関連しているが、幼児期の重要性については脳科学の領域からの報告もある。脳科学の領域で子育て関連の発言を多くしておられるのは北大・医・脳科学の沢口俊之教授である。氏の発表は単行本、総合雑誌など多岐にわたっているが、筆者が目を通したものから若干引用させて頂く。

○脳科学が教える「正しい子育て」
　幼少期の環境が脳を左右する。失われた適切な環境。恥知らずな若者が育った原因は日本人の脳に合わない戦後の子育てあった!!
○幼少の頃の環境と教育
　これこそが、人間の人格形成や諸能力の発達にとって最も重要なことである。
○脳の感受性期（0～8歳）に「普通の環境」を!!
○普通の環境とは
　父親からの指導と、母親からの愛情を受けつつ、大人や子ども同志で多様な社会関係を繰り広げる環境である。
○普通でない環境とは
　これと逆の環境で孤独に過すために社会性も育たないということで、かなり合理的に説明しておられる。このような発言にはおそらく科学的根拠もあるであろうから、もはや合理的根拠はないとして退けることは無理ではないかと思う。否定するには十分な科学的根拠が必要である。

　後者については次項との関連が大きいので次項に述べるとして、ここでは「自己成就の定理」について触れておく。
　社会現象には「予言の自己成就の定理」というものがあって、壊れていると予言すると本当に壊れてしまうのだそうである。これは筆者もいろいろ経験してきたところで、たとえば〝育児不安〟〝育児不安〟と強調すれば、どんどん不安が大きくなって、騒ぐほどではない不安でも騒ぎになってしまう。これに類した現象は育児関係の領域でもいくらでも経験されているし、3歳児神話もその1つと考えられないこともない。結果的に悪影響

のある予言は慎重にして欲しいものである。迷わせるだけで何の益もないことは発言してはいけないのではないかと思う。

4. EBM（実証医学）との関連で

　育児関係の領域では、一般に人間社会の現象はそうであるが、因果関係がクリアーカットに解明されない現象が多いことは事実である。しかしこれを「非科学的」の一言で退けることにも問題がある[5]が、出来るだけ科学的に解明する努力は続けるべきであろう。EBMの考え方もこのようにとらえるべきであろう。

　この際、Evidenceのとらえ方には若干注意が必要ではないかと思う。

　1つは社会現象、生物現象などはクリアーカットに白黒がつけられない、いわゆるグレイ・ゾーンがあるということである。そしてここらの判断にはかなり主観も入るし、判断する人の能力も大いに関係してくる。ここらを無視して作ったデータでは、その先いくら高尚な統計処理をしても、出てきた結果の意味付けは難しい。筆者はこのことを恩師坂本教授からご教示頂いたが、若気の至りで、当時は理解出来ず、本当にわかったのはずっと後になってからであった。

　もう1つは、いま育児関係の領域でも多用されているアンケート調査などの信頼性の問題である[6]。先入観の入った調査は論外であるが、調査方法（対象、方法、設問‥‥）によって全く逆の結果が出ることも間々あることで、方法論の厳密さが要求される。そうでない調査は〝ゴミ〟であるという。

　いずれにしろ、子育ての領域に、科学的な根拠を与える努力は続けるべきであろうが、一概に非科学的として、旧来の子育てを否定し去ることには慎重でなければならない。

5. 子育ての見直しを

こう考えてくると、子どもの問題には子育て（子育ち）の環境が深く関わっていることがわかる。しかし日本では少子化対策を始めとして、この大切な子育てが軽視あるいは無視され、その結果として現在のような状態に陥ったのではないかと考えられ、まずはこの点から反省することが必要であろう。

最大の問題点は少子化対策においての子育て軽視である。これまでの少子化対策が効果を上げていないことは、1999年の世界人口白書でも指摘している通りで、福祉対策が中心のこれまでの対応では、少子化対策としての効果が見られないだけではなく、別の問題も引き起こしてきている。

ここらの事情を、日本がこれまで手本にしてきたスウェーデンモデルについて考察してみると、スウェーデンではもう対策自体破綻してきているとまでは言えないにしても、多くの問題点が浮上してきている。ここらの事情を鋭く指摘しているのが武田龍夫氏（福祉国家の闘い―スウェーデンからの教訓、中央新書、2001）[7]で、対策費用の増加で経済破綻をきたし、親子関係不全から犯罪が増加し（人口割で日本の7倍、ちなみにアメリカは日本の4倍）、しかも少子化は改善されていない。福祉対策で少子化が改善されないことは、すでに織田[8]が指摘しているところで、スウェーデンモデルは失敗であるといえるし、それを金科玉條のように模倣した日本の少子化対策も失敗であるといえる。

それでは少子化対策としてはどんな方法がよいのか。子育て支援は必要ではあるが、これまでとは違って、親子が一緒にいる時間を多くするという形の支援が必要なのではないか。こうすることによって親子関係不全を解消し、犯罪増加も防ぐ可能性も期待できるのではないか。これが子育てを重視した少子化対策であろう。

このような条件をみたすものの一つとしてオランダモデルが検討に値するのではないかと思う。この点については東京女子大、林道義教授にご教示頂いたので、氏のインターネット情報から要点を述べると、

オランダモデルでは、

○フルタイムとパートタイムの差別を無くし、1時間あたりの賃金を同じにし、
○労働形態（週何時間働くかなど）を自由に選べるようにした。
○結果として共働きでも1.5人分働けばよく、残りの0.5人分が育児、介護などにあてられる。

したがって、育児、介護などの特別な施設は不要になり、その人件費も要らない。それで税金を上げる必要もなく、経済破綻も起こらなくて済むということになる。

これで効果が十分上がれば言うことなしであるが、合計特殊出生率などのデータは筆者はまだ持っていないし、何よりも日本では、企業、政府などの合意が得られるかどうかが問題であろう。オランダでもワッセナー合意（1982）に達するまでは大変な紆余曲折があったという。しかし子育てを視野に入れた少子化対策であるから、日本でも検討に値するモデルであろうと思う。

ただ外国モデルの検討に当たっては、アメション的な表面的な見方では駄目なことは、鵜沢希伊子氏の指摘している通りである。氏はフィンランドの福祉の紹介でこの点を次のように述べている。「‥‥視察などで目に触れるのはよい点だけ。それを行うことによって起こるであろうマイナス面も予測しなければ‥‥」と。筆者も全く同感である。

いずれにしろ、EUの優等生になったオランダモデルは、私は経済などには全く無知であるが、子育ての点からみても検討に値するモデルではないかと思う。構造改革に当たっては是非検討して頂きたいものである。

以上いろいろ述べてきたが、結果的には

1. 今多発している子どもをめぐる問題の解決は、これらが多因子的に発生していることは間違いないが、基盤には子育てがあるので、まずはここから始めなければならない。
2. 染め直しよりは無地を染める方がきれいに仕上がるので、子育ても育て直し（これも出来ないことはないが）よりは、育て直さなくてもよいような育て方が望ましい。

ということである。

　子育ては親と子の絆の形成の時期である。とくに乳幼児期が大切で、こ

の時期には親と一緒の生活が望ましい。
　こういう意味では、少子化対策としてもオランダ式が検討に値すると思われる。
　筆者は〝子育ては自然に〟をモットーにして長年育児指導に携わってきた。これがたまたま脳科学の領域からの提案と一致していることは、筆者のこれまでの指導が誤っていなかった証しとも思われ、安堵を覚える。

追記
　白内障手術のため、やむなく積ん読してあった雑誌にボツボツ目を通していて、大変興味深い知見に気付いた。土居健郎名誉教授の「甘え」と子育てについてのことである。
　「子どもは親に甘える、依存するという過程を経ないと成長しない。最初に甘えないと後になって変な甘えを示すようになる」と言っておられ、学級崩壊や虐待との関連についても言及しておられる。さらに子どもの権利だけを主張する現代の風潮も批判し、個人の自主独立を強調するイデオロギーが社会の秩序感覚も失わせるという。全くその通りである。甘えの構造の考察から出発したお考えで、われわれとは全く違う立脚点からの結論ではあるが、いみじくも一致していることの意味は大きい。

文献
1) 鈴木榮ほか：小児科　27（10）：pp 1327～1335，1986
2) 梶　巌・並木正義：心身医学　26（4）pp 334～342，1986
3) 石川俊男：日医雑誌,126（3）：pp 345～348，2001
4) 小林登：子育てのスタイルは発達にどう影響するのか、ベネッセコーポレーション・CRN，2000
5) 小児科診療，63（12）巻頭論説，2000
6) 谷岡一郎：社会調査のウソ、文春新書，2000
7) 武田龍夫：福祉国家の闘い―スウェーデンからの教訓―中公新書，2001
8) 織田輝哉：公衆衛生59（6）：pp 379～382，1995

（第19回日本小児心身医学会，2001，名古屋の特別講演）

B. 問題の子どもの生育環境
―― 特に神戸Ａ少年の母子関係について ――

　私はかねがね、子どもの問題行動の背景には生育環境が大きく関わっていると考えていたので、平成9年神戸で起こった連続児童殺傷事件のＡ少年の生育環境には強い関心を持っていた。

　しかし、人権とかプライバシー侵害などとの関連で、これまではほとんど公表されていなかったが、同年9月17日、医療少年院送致と決定し、その決定要旨も公表された。その中には生育歴も若干含まれていたし、その後いろいろな事情も漸次公表されている（これがプライバシーの侵害にあたるかどうかは後述する）。

　そこで、これまでに知り得たＡ少年の生育環境と、今回の問題行動との関連について、特に母子関係を中心に私見を述べて、ご批判を頂きたいと思う。また、この事件からの教訓にも若干触れてみたい。

1. 問題の子どもの生育環境

　私が子どもと家族のことに関心を持つようになったのは、おそらく20年以上前からである。名古屋大学在職中、子どもの心身症の家族的背景について調べ始め、定年後は国立名古屋病院で週1回心身症外来をもたせて頂いて、一応の結論を出すことが出来た。それは「慈父厳母」である。そして、いろいろな子どもの問題行動のかげには、このような背景があるのではないかと考えるようになった。しかし、その後診療から離れたため、もっぱらデスクワークになってしまい、現在に至っているが、最近の社会情勢を見ていると、どうもこの作業仮説もまんざらではないのではないかと考えるようになった。

　資料はかなりたまっているが、一番多いのは宮崎勤被告についてのものである。この資料は膨大な数なので簡単にまとめるのは大変であったが、一応の整理はつけられた。はじめは「問題のない、よい家庭」といわれて

いたが、夫婦の不仲は二代続いており、父の浮気や母の自殺未遂、親子関係は、断絶とまではいかなくても、かなり希薄であったようで、結果的に祖父との絆が強くなっていたようである。父の自殺を「ほっとした」と言ったことには驚かされた。

こんな家庭環境が子どもに影響しないわけはなく、対人関係の障害を起こしてもおかしくはない。「解離性家族」と診断されている。

2. 宮崎被告とA少年の共通点と親子関係

こういう観点から見ると、今回のA少年と宮崎被告との間には、共通点が多いのに驚かされる（表Ⅰ-B）。

そしてA少年の場合は、これまで公表された資料からは、典型的な「慈父厳母」家庭であるように思われる。断定は避けるべきであろうが、「まかいの大ま王」と言われ、「怪物より怖い」と思われている母親は、大問題である。

表Ⅰ-B　A少年と宮崎被告の共通点

	A少年	宮崎 勤被告
犯行当時の年齢	14歳	26歳
家庭環境	慈父厳母 どちらも犯行に 気がついていない	父の影がうすい 両親盲愛・放任 両親不仲 （解離性家族）
多重人格	別の自分にさせられている	魔物が俺を操る
誘因	祖母の死	祖父の死
性的な動機	（＋）	（＋）
犯行声明	（＋）	（＋）
宗教的なニュアンス	（＋＋） バモイドオキ神 聖なる実験	（＋） 亡祖父復活の儀式
被害者	誰でもよい	たまたま歩いていた子
血を飲んだ	（＋）	（＋）

また、両親は、A少年収監後しばらく少年から面会を拒否されていたようであるし、「お母さんに会うより奈落の底に突き落とされるほうがまし」とまで言われており、とても〝母と子の絆〟など形成されているとは思われない。このような親子関係では〝しつけ〟など出来るわけがない。だが、母親は「きびしくしつけたのに」と言っている。これでは反発されるだけである。

　A少年が「お母さんなしで生きてきた。僕にも本当のお母さんはいないんだ」と言っているとは、驚くほかはない。しかも、母親は「自分の子育ては間違っていなかった。反省する点もない」とも言っている（通り魔事件被害者の両親への謝罪会見）ようで、全く何をか言わんやである。

　また、A少年の一連の問題行動にも気がついてはいなかったようで、家裁の決定要旨に、「両親、特に母親との関係改善も必要である」と書かれているのも当然であろう。このような親子関係、特に母子関係が、A少年の今回の問題行動に全く無関係であるとはとても考えられない。

　唯一の救いは、一紙だけの報道ではあるが、A少年が母に数珠の差し入れを頼み、その数珠を手首にかけて最終判定の席に出たという心境の変化である。これが真実であることを願うものである。

　子どもの問題を考える際には、育った環境は避けて通ることは出来ないと思うが、人権とかプライバシーの侵害がやかましく言われる現在の日本社会では、これを調べることはきわめて難しい。しかし、もうこの辺できっちりと頭を切り替えなければ、事情は悪くなっても改善されることはまずあるまい。

3. 少年法をめぐって

　ついでながら、少年法も改めなければならない点があると思う。われわれが心身症児などに実施している「育て直し」療法は、病期が早いほど、年齢が若いほど効果がある。A少年にも医療少年院で「育て直し」のようなことが行われると思うが、この年齢ではかなり難しいのではないかと思われる。しかも、親ではなく、他人の手によってであるから、より困難で

あろうと思われる。こういう点を考慮すれば、少なくとも少年法の適用年齢は下げたほうがよいのではないかと思う。ただ、どこまで下げるかという点については、今のところはっきりしていない。

また少年法に関連して、プライバシーの問題があるが、これも最終判定の段階までにはかなり犯されてしまったと思われる。マスコミの言っていることとやっていることは全く不統一で、かえって混乱を惹き起こしたのではないかと思う。フォーカス誌がA少年の顔写真を載せたことを攻撃したマスコミが、そろってA少年の家庭事情を報じたことは、まさに驚きである。判定要旨が公開され、その中に若干家庭事情も記載されていたので、これを免罪符にエスカレートさせていったのだろうと思う。

ただ、前述のように、こういう問題の解決には、家庭の事情にまで踏み込まなければならないことが多いので、プライバシーの尊重一辺倒ではなく、もう少し弾力的に考えて欲しいものである。

この他にも、両親の手紙の全文公開、A少年の作文「懲役13年」の全文公開、鑑定書が家裁に提出される前に報道されたこと（これは「マスコミ鑑定」で、鑑定医の鑑定内容とは違うとも言われているが）、犯行メモや供述調書の報道など、現行の少年法には違反している思われることが、少年法を守れと主張しているマスコミによって報ぜられていることを、マスコミの方々はどう考えておられるのであろうか。この矛盾をどう説明されるのであろうか。「少年非行の対策、急がねば」というある新聞の社説でも、この点には全く触れていない。これはタブーなのであろうか。タブーとしても、今回もうかなり破られ、それを認める風潮も出てきたのではないかとも考えられる。

子どもの問題行動について、このような視点からの論評はほとんど発表されていない、もっとも、このような視点も小児科医の1つの見方にすぎないので、このような視点からだけで問題の解決につながるとも考えていない。しかし、このような見方も必要であると思われるので敢えて私見を述べさせて頂いた。

4. 育児面からの診断（私の診断）

（1）母子結合形成不完全症（1988）
（2）慈父厳母症候群（1983）

　どちらも私の命名したもので、周知されてはいないので、若干の説明を加えさせて頂く。
　（1）は、私が日本医事新報3340号，：pp32-34，1988に載せて頂いた論文で提唱したもので、この時は主に小児心身症の家族的背景の調査からの結論であったが、その後いろいろな領域の研究なども参照させて頂き、現在ではもっと広く、子どもの問題行動のルーツには、乳幼児期の親（特に母親）子関係があり、ここで良好な親と子の絆の形成がなかった場合は、後でいろいろな問題行動につながっていくという考え方で、現在ではかなり広く認められていると思う。
　（2）も、心身症児の調査からの結論であるが、時期的には（1）より早いにもかかわらず、ほとんど知られていないのは、発表が厚生省の研究班の研究報告書であったからと思う。現在では父性（権）の喪失が社会的にもかなり大きな問題になっているが私はこれだけではなく、相対的なことではあるが、やはり「慈父厳母」という組み合わせのほうが実状に近いと思っている。
　A少年の両親はまさに「慈父厳母」であり、母親のしつけについての考え方などからは、とても親子の絆が形成されているとは考えられないことは前述したとおりである。
　こう考えてくると、A少年は、現在の日本の子育ての悪い点だけを背負わされて育てられた結果と考えられ、育児という面をぬきにしては、こういう子どもの出現は考えられないであろう。

5. A少年問題を生かす道

　大谷昭宏氏（ダカーポ、第386号、1997年12月3日）は、A少年の鑑定医の1人の指摘として次の3点をあげている。

①今度の事件はやりようによっては防げた。
②これから先、何年かに一度は必ずこういう少年が出てくる。
③この少年予備軍は山ほどいる。

これらの点を私なりに解釈すると、①の「防げた」のではないかということは、家庭での子育てと学校での早期発見をさしているのではないかと思うが、子育てについては既述したので、学校での早期発見についてみると、私の教育委員の時の経験からすれば、これはとても無理であろう。もし、はっきりしない微候（大体早期でははっきりしない）で問題として取り上げれば、親からはもちろん、マスコミからもさんざん叩かれて、下手をすれば免職にもなりかねない。生活がかかっているので、免職という危険までおかしてやることは、やれと言うことも、とても無理ではないかと思う。こういう教育者がおかれている環境の改善がまず必要であろう。

③の予備軍の存在ということも、現在の育児の状況からは当然であるし、このような状況が続けば、またＡ少年が出現する可能性は十分考えられることであろう（②）。

奥野修司氏は、「31年前の〝酒鬼薔薇〟」を報告しておられる（文芸春秋、1997年12月号）が、現在のような育児・教育の状況が改善されなければ、31年たたないうちにまたＡ少年が出現しないとは言えないのは、鑑定医の指摘している通りであると思う。

これだけの大きな犠牲を出し、社会を震撼させた事件であるから、この経験を十分生かして、犠牲になった方々の霊をなぐさめることが、われわれ残されたものの義務であると思う。

私は以上のような考察から、特に育児、教育面の改善を望むものである。子育てについてはかなり述べさせて頂いたから省くが、教育についても、管理教育、受験競争をなじるだけではなく、もっと別の面もあることを指摘させて頂きたいと思う。それがＡ少年問題の教訓を今後に生かす道であろう。

なお、平成9年9月30日、小田晋氏の【神戸小学生殺害事件】（カッパブックス）が出版された。本書にはかなり小児科的観点からの記載（特に第2章）があり、大変参考になるので、ぜひご一読頂きたい思う。

(日本医事新報　No.3852，平成10年2月21日)

C. 親と子の絆

1. 親と子の絆

　親と子の絆と言えば、まず考えられるのは臍の緒である。お母さんの胎内の赤ちゃんが、お母さんから栄養をもらい育っていくのは、この臍の緒でお母さんとつながっているからである。生命綱とも言えるこの臍の緒は、赤ちゃんにとっては、最初の「親と子の絆」といってよいだろう。臍の緒は生物学的絆とも言える。

　しかし臍の緒は、生まれるときには切られてしまう。ここでお母さんとの生物学的つながりは一応切れるが、この先まずはお母さんと、心の絆を結んでいくということになり、このプロセスの重要さがだんだん分かってきている。

　乳児期（満1歳まで）、とくにその前半は、主に母乳で育てられるから、この授乳―吸乳の間に心理的な交流（母子相互作用）がみられ、お母さんと赤ちゃんの間に信頼関係が育っていく。ここらのことは最近の乳幼児精神医学の進歩でだんだん明らかになりつつあり、こういう意味で赤ちゃんの人間形成には、この乳幼児期が大変重要であることが分かってきている。この時期の家庭の育児環境が大切ということである。

　ただこの時期が、赤ちゃんが何歳になるまでかということはまだはっきりしていない。2歳半から3歳ぐらいまでと言われているが、はっきり「ここまで」とは決められていない。こういうことを決めること自体大変難しく、無理なことかも知れない。

　しかし最近の読売新聞（7月25日）の「青年問題を考える」という座談会で、早稲田大学前総長の西原春男氏が、アメリカでは「3歳までの家庭環境が、思春期の犯罪や非行に影響する」ということが、90何％かの確率で証明されているというデータがあると言っていた。これは犯罪学の領域のもので、次の子供の問題行動にかかわるデータであるが、一応参考にはなるであろう。

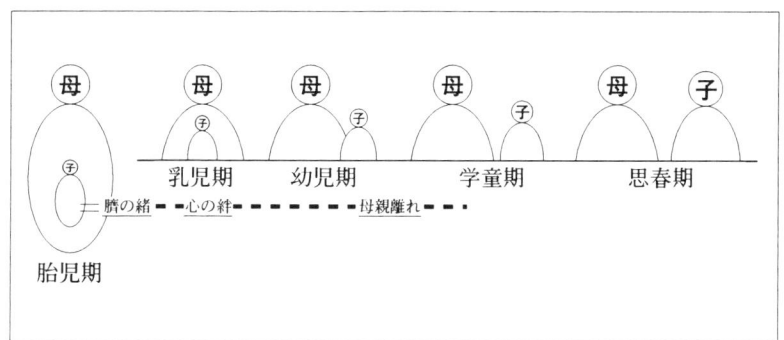

図Ⅰ-C-1　母子関係の変化

話を本筋に戻すと、この時期を過ぎて、子供の成長につれて、親離れという現象がみられるようになり、だんだん自立していく。この親離れ―自立がスムーズに行われない場合は、後でいろんな問題行動につながっていく可能性が大きく、最近問題になっている。

結局、赤ちゃんは、小さい時期ほど大切と言われているので、乳幼児期には十分可愛がって、親子の信頼関係、しっかりした心の絆を形成しておくことが重要で、この点の軽視がいろんな子育ての上の問題につながっていると言えるだろう。

2. 絆の形成不全（子どもの問題行動と成育環境）

最近子どもに、いろんな問題行動（不登校、いじめ、心身症、非行など）が増えている。対策はいろいろ実施されているのだが、一向に減らないばかりか、増加の一途をたどっている（図Ⅰ-C-2）。これはこれまでの対策が不適切であったためと考えられるので、再検討する必要があるのではないか。

一般的には、この問題行動増加のかげには、家庭、学校、社会の教育力の低下があるのではないかと言われているが、なぜか家庭のことは余り重視されていない。おそらくプライバシーや人権の問題があるのではないか

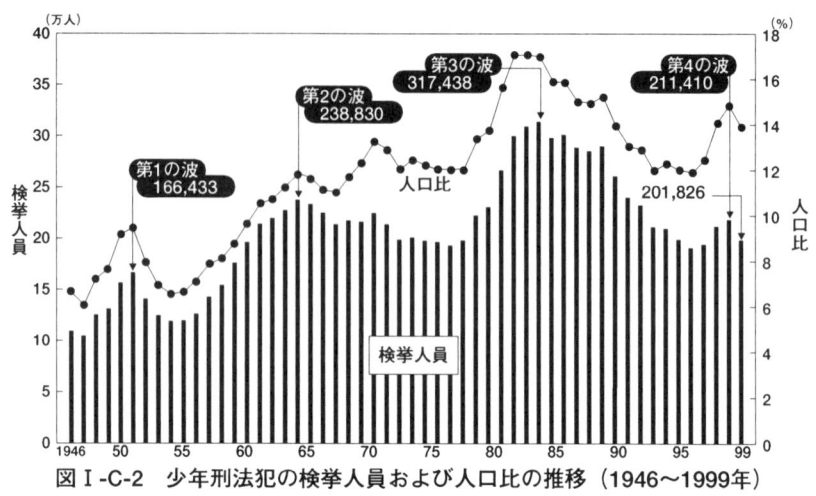

図Ⅰ-C-2　少年刑法犯の検挙人員および人口比の推移（1946〜1999年）
注1：警察庁の統計および総務庁統計局の人口資料による。
　2：1970年以降は、触法少年の交通関係業過を除く。
※法務総合研究所編「平成12年版・犯罪白書」（大蔵省印刷局、2000年）496頁より作成。
（学術の動向　2001.9から引用）

と思われるが、こういう風潮とは逆に、ルーツはむしろ家庭にあるのではないかと考えられるようになってきた。これはやはり、今までの考え方に基づいた対策では効果は上がっていないからだろうと思われる。問題は、社会が悪いからだと言っても、そういう面のあることは否定できないが、さてその責任はということになると、社会という不特定多数に薄められてしまってどうにもならない。ただ単に責任逃れということにもなりかねない。学校についても事情は余り変わらないだろう。学校の生徒の大部分は問題を起こしてはいないわけなのだから。

　つまるところ、これまで無視し続けた家庭を取り上げざるを得なくなったというのが実情ではないだろうか。私は子どもの心身症の治療に当たった経験から、育児環境の重要なことを、10年以上前から指摘してきたが（日本医事新報・第3340号・32-34頁、いわゆる問題の子どもの家族的背景、母子結合形成不全症の提唱、昭和63年）、これまではなかなか受け入れては貰えなかった。しかしようやくこの頃、私の考えに賛成して下さる方も

出てきた。

　私が、心身症の子どもについて調べた結果では、いろんな組合せがあるが、まとめてみると、慈父78％、厳母74％となり、慈父厳母の組合せは実に62％もあった。心身症をこれだけで解決しようとは思わないが、慈父厳母を含めて、他の家庭内の問題などが、家族療法などで解決されると約八割は回復したので、ここらが子どもの心身症に大きく関わっていると言って間違いないだろう（E参照）。

　私が調査したのは心身症児についてだけだが、その後注意して見ていると、心理学、少年犯罪（家庭裁判所などの調査）の領域からも同じような報告が出ていることが分かったし、私以外の小児科医も同じような考えを持つ人が増えてきた。つまり、子どもの問題行動には家庭環境が大きく関わっているということが言える。

　このようなデータに基づいて、私は1984年（昭和59年）、慈父厳母症候群（慈父厳母の組合せが関係していると思われる子どもの問題行動）を提唱したが、当時はほとんど無視された。だんだん認めて下さる方も増えてきたが、まだこういう点に無理解な方も少なくない。

　慈父厳母症候群で問題になるのは、厳しい母親のもとでは、母と子の絆が形成されにくいということである。神戸のA少年はその典型的な例ではないかと考えられる（この点については、日本医事新報3852号・平成10年2月および健康・1998年4月号にかなりくわしく書かせて頂いたので、ここでは詳細は省略。B参照）。

　結局、親と子の絆の形成不全は、後に問題行動につながっていく可能性があり、この絆が形成されていく乳幼児期の家庭環境が極めて重要であると言ってよいだろう。

　しかしこの頃、このようなことは「3歳児神話」であるとして、親とくに母親に精神的に圧迫を加えるからということで、否定する人がかなりいる。そもそも神話と言われるものは、その存在の事実が疑わしい場合に使われる言葉と思われるが、親子関係は現実に存在するし、絆の形成不全に関わる問題行動がみられることも事実である。ただ人間社会のいろんな現象の因果関係を、数学や物理化学などのように、きちんとしたデータで証明す

ることは大変難しい、極端なことを言えば、不可能と言ってもよいのかもしれない。科学的に、曖昧さがなく証明されるまで待っていたら、いつになっても解決されないだろう。こんなわけで見解（事実をどうみるか）に食い違いが起こるのは止むを得ないことかもしれない。私は心身症の治療の場でこのことを痛感した。経験といわゆる腕（前）が物を言うのはこのような場面ある。

はっきりした根拠のない「3歳児神話」という神話を信じることで、子どもの将来を狂わせるのは考えものではないだろうか。

ここらに関わるデータはいろいろあるが、ご参考までに、比較的新しいものを1つだけ紹介させて頂く（図Ⅰ-C-3）。

これはアメリカの精神医学領域の雑誌に発表されたもので、18歳までの子供の暴力行為（violent crime）には、出産時の障害と早期の母親の拒否（rejection，絆を形成する過程の障害）の両者がある場合が多いことが報告されている。これはきちんとした医学論文で統計的な検定も行われており、決して神話ではない。

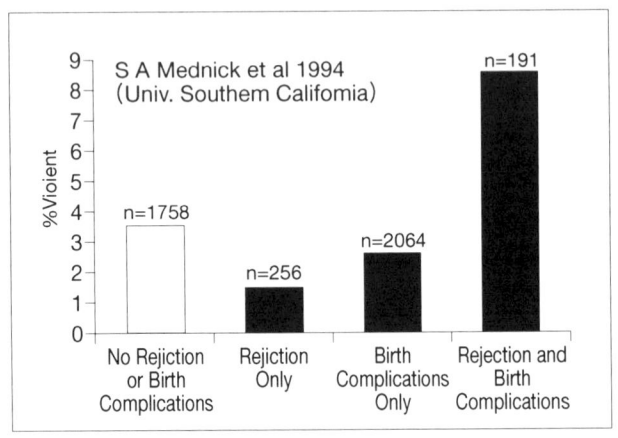

図Ⅰ-C-3　Violent Crime
Illustration of the significant interaction(P<.0001)observed between birth complications and earty maternal rejection at age 1 yest in predioicting outcome for criminal violence at age 18 years.

これらと関連して、乳児保育についても触れてみようと思う。乳幼児期、とくに乳児期は、この絆の形成には大変重要な時期だから、家庭で親が育てるのが一番よいわけである。しかし最近の傾向（とくに働く母親の増加への対応として）では、乳児保育が盛んになっている。乳児保育への要求が大きいからである。

　乳児保育は働く母親にとっては必要なことであろうが、子どもにとってはどうかということを、検討してみる必要があるのではないか。

　乳児保育は子どもの発達にはかえってよいと言う人もいるが、一般的には、欧米のデータでも、問題があることははっきりしている。止むを得ずに行う次善の策にすぎない。その理由は前に書いた通りである。むしろこの時期には、親が子どもの側にいることを経済的にも保証する制度の方がよいに決まっているが、この実現はなかなか難しい。しかしその実現に向かって、たえず努力していくことが必要だと思われる。後悔先に立たず、アンチクロワッサン症候群の二の舞を演じないようにしたい。

3. 子育て（子育ち）の場としての家族

　一般に、成長するということは、自己中心的な存在から社会的存在に変わっていくことだと考えられる。そしてこの変化は、まず家庭での親による人間教育（しつけと言い換えてもよい）が必要と言われている。

　人間形成は、素質×環境といわれる。遺伝的に規定されている素質を核にして、環境による肉付けが行われているということである。その環境にはいろいろあるが（図Ⅰ-C-4）、まずは家庭（家族）の中で、親と子の絆が形成され、これを基にしてしつけが行われ、社会性を身につけて成人していくということになる。この道筋のどこかに狂いがあれば、健全に成人していくことは難しくなり、問題行動にも走りかねない。この環境のうち、生まれてきた子どもがまず最初に経験する場が家庭・家族ということで、このあり方が重要なわけである。そしてこの家庭・家族の変化が子どもの成人過程に大きく影響していることも事実で、こういう意味で家庭・家族のあり方が今問われているわけである。

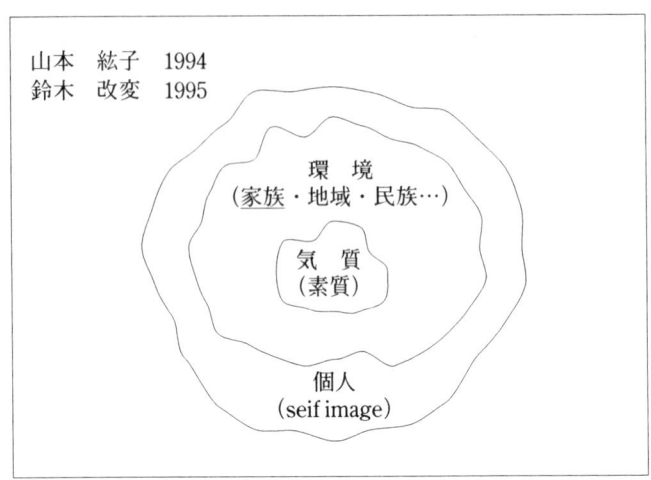

図Ⅰ-C-4　人間形成

それでは次にここらの問題を検討してみよう。

4. 健康な家族

　日本では最近、家族の崩壊などということが言われているが、家族は「子育ての場」として必要欠くべからざるものであることは言うまでもない。そして人類が長い間かかって作り上げてきたものであることも忘れてはならない。

　子どもの問題行動において先進国であるアメリカでは、子育ての場としての家庭が、こういう意味で再検討され、問題行動児への対策も考えられている。

　その1つの例を挙げると、テキサス州では既に1979年に州をあげての大掛かりな調査・研究を行い、その結果を発表している（表Ⅰ-C）。

　これによると、健康な家族とは、親と子の間にははっきりした世代間境界線があり、最大の指導権を持つのは父親（2番目は母親）で、しかも両親

表 I -C　健康家族研究

	健康な家族	中等度障害家族 (古典的問題家族)	重度障害家族 (現代的問題家族)
	家族のパワー構造	硬直化したパワー構造	無秩序な家族関係
父　親 母　親	最大の指導権を持つ 二番目　　〃 両親は良好な協調関係	権威的な支配 競合的な関係	パワーがなく、弱い 母子結合が強い 両親の不和
(世代間) 境界線	――ある――	――ある――	ない
子ども	パワーが小さくても 不安はなく親とも 競合しない	親と競争的力関係	両親とは兄弟のよう
現れやすい 異　常		神経症　　　(求心的) 反社会的行動 (遠心的)	近親相姦 (心身症) 家庭内暴力

Timberlawn 財団（米・テキサス州）1979

は良好な協調関係にあるとされている。日本の現在の家族とはかなり違うようである。日本ではこの表の重度障害家族に該当する家族が増えているようで、私が指摘してきた慈父厳母症候群、母子結合形成不全症などもここに含まれており、両親の不和、友達か兄弟のような親子などは決してよい家族関係ではないようである。このままではいずれアメリカのように問題児が増えるのは明らかで、今のうちに対策を考えておいた方がよいと思う。よい家族・家庭、そこでの子育てのあり方など考えなければならない問題が山積みしており、もう先送りは許されない。

5. むすび

　以上親と子の絆を中心に、現在の育児で問題になっている点について、私の意見を述べさせて頂いた。
　考えようによっては、ここらが子育ての最大の問題点かもしれない。少

子化対策でもほとんど子どもは無視に近い状態だし、今話題の子ども権利条約（児童の権利に関する条約）でも、一番大事と考えられる**第七条　児童は両親に養育される権利を有する**の項などは、もう全くといっていいほど無視されている。おそらく、この項をご存じない方が多いのではないだろうか。

　この項を無視すれば親と子の絆が形成されるはずもなく、そこから子どものいろいろな問題行動につながっていくことは想像に難くない。この点を考え直してみる必要性を強調したい。

　結局、健康な家族の中で、まずしっかりした母子結合を育て、夫婦の絆を土台にして、健全な親子関係、家族関係を築くことが、現在の子育てで一番大切なことではないだろうか。今問題になっている心の教育も、このような親と子の絆が形成されていて初めて可能になることだと思う（図Ⅰ-C-5）。

　ただここまで書いたことは、下手すると、かえってお母さん方に心配をかけることにもなりかねないが、私は決して、子育てで無理強いしようなどとは考えていない。「子育ては自然に」というのが私のモットーで、良寛

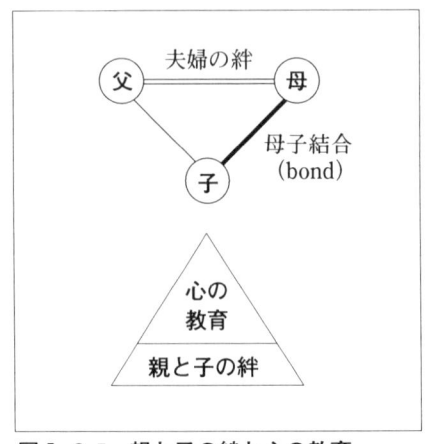

図Ⅰ-C-5　親と子の絆と心の教育

さんの「自然（じねん）」という石摺を額に入れて居間に掛け、毎日それを眺めては自らをいましめている。子育ては難しく考えることなく、ごく自然に、普通のことをやっておればいいのである。赤ちゃんは可愛いから（この頃は可愛いと思わない人もいるそうだが、これは別問題であろう）かわいがるのが子育ての本来の姿だろうと思う。ごく単純なことで、難しく考えることではない。

D. しつけ

　最近ある雑誌（望星、1998年8月）で、「昔のしつけは厳しかったは幻想だ」「昔は無しつけが当たり前」という見出しの論文を読んだ。結局、しつけは時代、環境などによって変わるということを言いたいようなのだが、この論文にはしつけの定義が載ってない。したがってポイントがずれて、議論がピンボケになっているような気がする。

　「しつけ」についての考え方は時代とともに、とくに戦前と戦後では、大きく変化しており、現在でもコンセンサスが得られているとは言えない状態である。関連する領域が多いため、余計はっきり決まっていないように思われる。それでまず、一応、最大公約数的な定義を挙げてみると、
- 社会人としてのエチケット・マナーを身につけさせる
- みんなと一緒に生活できるように、ルールを身につけさせる
- 社会性を身につけさせる

ことであると言ってよいと思う。「身につけさせる」ということの意味は、一々考えてやることではなく、ごく自然にやれるようになっていることととってもらっていいだろう。今は子どもにこの社会性が身についていない場合が多いので、非社会的、反社会的問題行動が多くなっているのは当然と思われる。しつけ不在のつけがこういう形で出ているということである。

　しつけ不在（社会性が身についていない）になったのは、少子化、進学競争の激化などで人付き合いを経験する機会が減ったことなども、もちろん関係しているであろうが、しつけは本来、親が家庭でするものであるということが忘れられているからではないかと思われる。そして、戦前のしつけに対する反発が、いろんな形で出ている（この項のはじめに引用した論文もその一つの例である）ことも関連しているであろう。しかし、しつけの定義をここに書いたように考えれば、今の社会に適応できる人間に育て上げることであるから、古いとか、不必要だとかいう批判は当たらないことになる。

　次にしつけの実際について少し触れてみよう。図Ⅰ-D-1は私の考えてい

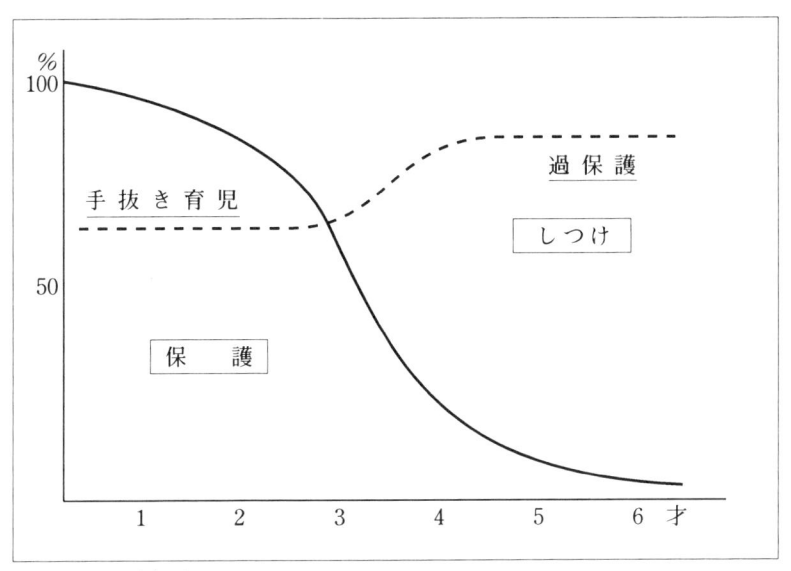

図Ⅰ-D-1　子育て

る年齢による子育ての変化だが、赤ちゃんは、生まれたときはほとんど無能力で、親の手を借りなければ生きてはゆけない。「保護」が必要ということである。しかし、だんだん成長するに伴って、いろんなことが出来るようになるので、この保護の度合いを減らしていくことが大切である。ここを怠ったのがいわゆる過保護で、現在こういう育てられ方をされた子どもが増えているのはご承知の通りで、甘やかされて育った子どもには社会性など身につくはずはなく、これがしつけ不在の実情である。こういう子どもが暴力などに走るのは想像にかたくない。野生児症候群などを例にひくまでもなく、ご理解頂けるものと思う。

　ここで出てくるのがしつけで、いろんな能力が出てきた子どもに、はじめはもちろん家族とだが、みんなと一緒にいろんなことをやっていけるように仕向けていくわけである。

　この保護としつけの割合が変わる年齢は大体３歳頃だろうと言われている。もちろんしつけはそれより前から始めなければならないが、重点が移

るのは3歳前後ということである（図Ⅰ-D-1）。

　ここで大事なことは、しつけを始める前に、親と子の絆（信頼関係）が出来ていることである。この信頼関係がなければ親の言うことをきかないし、年齢が大きくなって、屁理屈を言うようになってからでは、かえって反発を招くだけである。このタイミング、動機づけがしつけのポイントといってよい。

　それから保護はおもに母親の役割であるのに対し、しつけはおもに父親の役割であるという点にも誤解があるようで、現在のように慈父厳母（後述）が多くては、しつけもなかなかしっかり出来ないのも当然かもしれない。

　しかもここらの点は、一般的にはほとんど問題にされていないので、子どもの問題行動の解決にはつながっていないように思われる。

　　　　　　　　　（ふたば：No.62，1998（母子健康協会機関誌））

　しつけと関連して、今問題になっているのがしつけと暴力とくに虐待との関係であろう。虐待を正当化？するために、しつけのためにやったと言っているのは大問題である。新聞の見出しにも大きな字でこう書いてあるし、裁判のときにでもこういう論理で刑を軽くしようとしているのは誤解もはなはだしいと思う。マスコミ人も司法関係の方も反省して頂きたいものである。

　どうしてこのような誤解が大手を振ってまかり通るようになったのかはよく分からないが、1つにはマスコミの不勉強があると思われる。10年ほど前になるだろうが、当時よく売れていた雑誌に、「しつけには暴力も必要」といった趣旨の論文がのっていたので、私はさっそく反論を書いて送ったが、もちろん没であった。こういうマスコミの人のおごりが現在のしつけの誤解につながっていないとはいえないであろう。マスコミの方も決して万能でないはずである。分からないことは素直に教示を仰ぐべきではないであろうか。そうでないとメディアも凶器なりかねない。しつけはそのよい例だと思う。

E. 慈父厳母症候群（父と母）

　生物には種族維持の本能がある。それは生殖という現象に見られる。生殖にはオスとメスの存在が必要である。オスとメスが協力して次世代を産み育てる。そこにはオスとメスの役割分担（そのあり方はいろいろであるが）があり、全く同じということではない。

　ヒトも1つの生物であるから、この大原則には従っている。男と女、精子と卵子が合体して次世代をつくり、協力してそれを育てていく。これが父と母である。子育てを協力して行うのは当然であるが、そこには役割分担があり、全く同じではない。最近見られる父父家庭、母母家庭の弊害を見れば、父は父として、母は母として、それぞれの役割を果たさなければ、健全な子育てが行われないことは明らかである。父と母は、人間としては平等であるが、子育て上での役割は全く同じではない。ここらが混同されて、子育てに混乱が起きているのが現状であろう。

　ここまでは生物学的な面での話であるが、心理学の領域でも父と母の役割が論じられている。例えば、ユングの「父性原理と母性原理」（表Ⅰ-E-1）によれば、

　<u>父性</u>は切断原理であり、ロゴス（意志的）で、権威をもっているのに対し、

表Ⅰ-E-1　父性原理と母性原理

父　性　原　理	母　性　原　理
◎ 切断原理（自他の違いを分からせる） 　　「よい子だけがわが子」	◎ 包容原理（母子一体の世界） 　　「わが子はすべてよい子」
◎ 文化的社会的存在（<u>外的空間</u>）	◎ 自然的存在（<u>内的空間</u>）
◎ ロゴス（意志的） 　目標に向かって強力な権威で 　　　集団を支配・統率	◎ エロス（情緒的） 　集団内の緊張を処理し 　　　調和・統合
◎ 破壊し、伸びる芽をつみとる 　（努力しない者、能力のない者 　　弱い者を切り捨てる）	◎ なにもかも呑み込んでしまう 　　恐母（山姥、鬼子母神、魔女）

母性は包容原理であり、エロス（情緒的）で、調和・統合をはかる。
　この両者がバランスよく機能することによって、子育てはスムーズに行われる。
　これが全く逆になったのが、私の提唱する慈父厳母症候群（1983）で、やさしい父、厳しい母という組み合わせである。私ははじめ、小児心身症の診療にあたっている中で、この点に気付いたのであるが、その後いろんな子どもの問題行動の背景にも、このような両親の関係があることが、いろんな人々によって報告されるようになった。最近話題になった神戸のA少年も、慈父厳母と言ってよい家庭環境で育ったと思われる。
　このように、問題行動の背景に両親の関係が関連していることは、問題の多発に悩んでいるアメリカではつとに注目されており、例えばテキサス州での「健康家族研究」（表Ⅰ-C，P23参照）では、父親にパワーなく、両親が不和で、母子結合の強い家庭は、重度障害家族とされており、暴力や近親相姦が現れやすいといわれている。
　これに対して、健康な家族とは、
　　●父親が最大の指導権をもち、母親はその次で、
　　●しかも両親は良好な協調関係を持ち、
　　●世代間境界線がはっきりしている　という。
　日本の現在の家族は、こういう健康な家族の対極にあるといってよいものが多く、私が指摘してきた「慈父厳母」もまさにこの重度障害家族に当たるといってよい。
　こういう家族が増えれば、子どもの問題行動が増加するのも当然で、その解決にはここらから手をつけなければならないと思うが、これまでは全くといってよいほどこの点は無視されてきた。不登校もいじめも増えて当然なのである。
　最近ようやく中央教育審議会が、遅まきながら家族の問題を取り上げたのは、ようやく対策も軌道修正される可能性が出てきたという意味で喜ばしいことと思う。早くその実現にむけて一歩を踏み出して欲しいものである。

F. 社会性をどう育てるか
社会性に欠ける子どもたち・不適応症候群

「社会性に欠ける子どもたち」とは、現在増えつつある、反社会的および非社会的な問題行動を起こしている一群の子どもを指す。筆者はこれを、社会に適応できない、できにくいという点に着目して「不適応症候群」と名付けた。とはいえあまりよいネーミングではないのか、10年以上たった今日でも、使ってくれる人はほとんどいない。

しかし現在社会状況をみていると、このような子どもたちは、社会に大きな問題を投げかけていると思われるので、筆者の見解を述べて、大方のご関心を喚起するよすがにさせて頂きたいと思う。

1. 社会性に欠ける子どもとは

まず「社会性」というところから入った方がよいと思うが、『発達心理学用語辞典』(1991・北大路書房)によると、「社会性」とは「他者との協調性や対人的積極性・活動性など対人間関係を良好に保ち、発展させる個人の特性の総体を指す」と定義されているが、人により、領域によって、いろいろで、必ずしも明快に規定されているわけではない。

また「社会化」とは、この社会性を身につけていく過程を指し、これを別の面から見れば、成人していく過程、すなわち自己中心的存在から社会的存在になっていく過程であるとも言える。したがって、このプロセスになんらかの障害があれば、当然社会性は身につかないわけで、社会的存在・社会性を身につけた成人にはなり得ないことになる。この成人化の過程で、社会性が身についていない子どもが増加しているのは、子どもの成育過程(子育ち)の問題としてとらえなければならないのではないかと考える。

2. 不適応症候群

　この用語は、筆者の育児相談および小児心身症の診療経験の中から生まれたものである。「新しい社会生活に入れない、入りにくい子どもたち（人々）」という意味である。要するに人付き合いが下手ということである。はじめは登園拒否、登校拒否（不登校）、出社拒否などを念頭においていたが、いじめ、オタクなどもこの範ちゅうに入れてもよいと思うし、オウム信者、アダルトチルドレンなどもこういう見方ができるのではないかと考えている。

　このような人付き合いの下手な子どもがどうして増えているのかということが問題であるが、筆者はまず少子化との関連で考えた。それからしつけ不在、子育て軽視などの現状との関連も考えるようになった。これらの点について順次述べてみたい。

3. 少子化と不適応症候群

　少子化とは文字通り「子どもが少ない」状況をさす。日本ではこの傾向は1950年（昭和25年）頃からみられるようになり、第2次ベビーブーム（1970年代前半）は起こったもののどんどん進んで、合計特殊出生率（15〜49歳の女性の年齢別出産数の平均値）は低下をつづけ、昨年（1997年）は最低の1.39を示すに至った。

　出生数が減ると当然家族構成員は減る（down sizing）。家族数が減ると家族内での人付き合いが減る（図Ⅰ-F-1）。家族は社会の最小単位であり、生まれてきた子どもにとっては、最初の人付き合いを経験する場でもある。この場のダウンサイヅィングはその人付き合いの経験を減らすことになる。私は少子化の子どもへの悪影響はこの点にあると考えている（学士会会報、817号、60〜66頁、1997）。

　一般に、人付き合いはまず親子の間で始まり、次いできょうだい、それから友だちと広がっていくといわれる（図Ⅰ-F-2）。少子化の中では、このきょうだいのナナメの人間関係が形成されにくくなる。したがって次のヨ

子1人：通路3　　　子2人：通路6

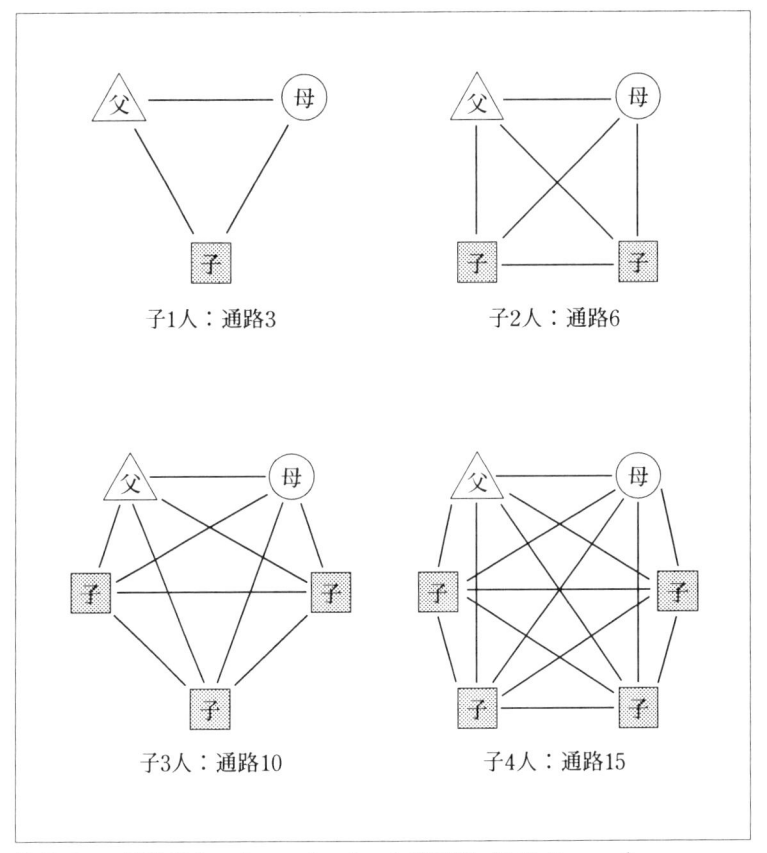

子3人：通路10　　　子4人：通路15

図Ⅰ-F-1　家族数とコミュニケーション通路数（J. H. Bossard）

コの人間関係へ進みにくくなる。これが登園拒否、不登校（登校拒否）などにつながっていく可能性は大きくなる。これが不適応症候群の1つの考え方である。

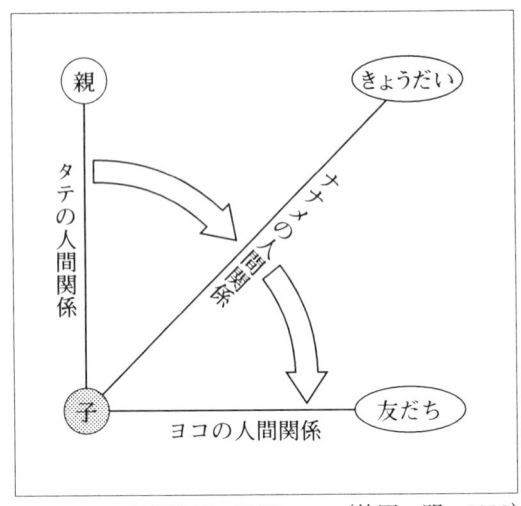

図Ⅰ-F-2　人間関係の発達　　（依田　明，1992）

4. しつけと不適応症候群

「しつけ不在」といわれて久しいが、しつけについての考え方は必ずしも一致していない。いろんな定義があるが、その最大公約数的なものを挙げると、
- ●社会人としてのエチケット・マナーを身につけさせること
- ●みんなと一緒に生活できるように、ルールを身につけさせること

などということで、結局「社会性を身につけさせること」と言ってよいと思う。ここで「身につけさせる」とは、それらのことは一々考えてやることではなく、「自然に出てくるようになっている」というほどの意味である。

しつけをこのように考えると、当然前項との関連で、家庭は「しつけの場」として適当ではなくなってきていると考えられる。事実しつけを学校に押付ける親が増えてきている。

しつけは本来、親が、家庭で行うもので、子育てと密接に関係している

はずであるが子育て軽視の風潮の中で、しつけも軽視されてきていると考えられる（しつけ不在の原因はいろいろあり、このことはその1つにすぎないが）。

すなわち、育児の一環としてしつけを考えれば（図Ⅰ-D-1，P27参照）、出生時は無能力な人間の子どもは、保護されなければ生命の維持も難しい。しかし、発育につれて自分でいろんなことが出来る能力が出てきてからも保護を続ければ、これは過保護で、これが現代の子育ての1つの大きな問題である。いろんなことが出来るようになれば、その能力は伸ばしてやるようにするのが当然で、これがしつけにつながっていく。この保護からしつけへの重点の移行は一応3歳前後と考えられている。この年齢を過ぎても保護にウエイトをおいて育て続ければ、当然しつけ不在となる。

大学生のしつけを学校当局に要求するなどといった親の考え方はこういう傾向の中で生まれてきたものと考えられる。

5. 子育てと不適応症候群
　　——親と子の絆形成不全と不適応症候群

前項で述べたように、人の子は、出生時はほとんど無能力といっていい状態で、保護は必要不可欠である。これが子育ての重要さということになる。ところが最近は、子育て軽視の風潮がはなはだしく、この保護の必要な時期に親が手をかけなくなった傾向が認められる。

この時期に親が手をかけることの重要性は、ここ10年ぐらいの乳幼児精神医学での領域の研究の進歩で明らかになってきているのであるが、いまだにこの時期の子育ての重要性を神話として片付ける傾向が強いことは、大変残念なことである。

この時期に親が手をかけることの重要性は、一言でいえば、親と子の絆（信頼関係）が形成される時期であり、この絆の形成不全は、あとで子どもの問題行動につながっていく可能性が大きいということである。

親と子の絆（信頼関係）の形成について若干説明を加えると（図Ⅰ-F-3）、出生して臍の緒が切れてからは、まず授乳——吸乳という関係で母と子が

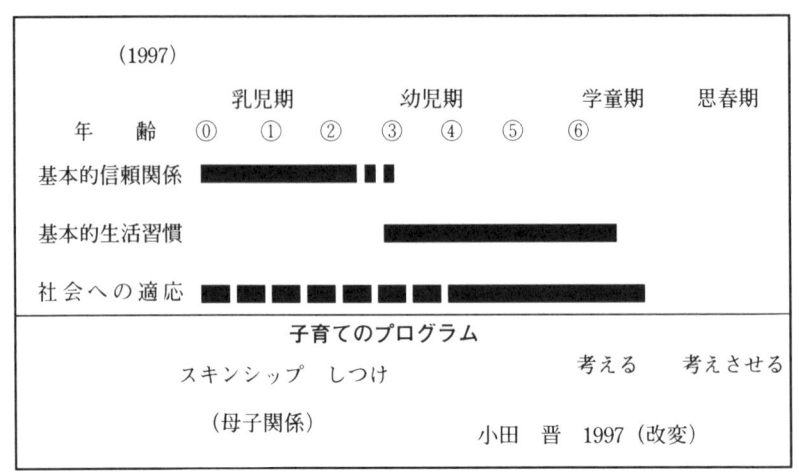

図Ⅰ-F-3　成長と課題

つながる。この際母子相互作用がみられ、ここに信頼関係（絆）が形成されていく。これはおもに乳児期にみられることであるが、2歳半ないし3歳頃までが重要であるとされている。ここで形成された母と子の絆は、良好な夫婦の絆を基にして、親子の信頼関係に発展してゆく（図Ⅰ-F-4）。そしてこういう親子関係の中で、しつけが行われていくことになる。

このように考えてくると、現在増えつつある子どもの問題行動は、少子化などとの社会現象との関連はもちろんあるが、おもに家庭での問題であ

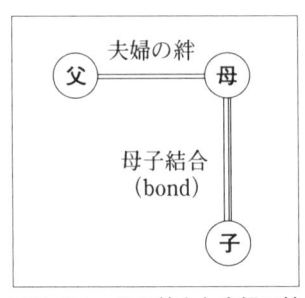

図Ⅰ-F-4　母子結合と夫婦の絆

り、その中心には子育てがあると考えてよいようである。私はここらのことをすでに1988年に作業仮説として提示し（図Ⅰ-F-5、日本医事新報、第3340号、32～34頁、1988）、その後検討を続けてきたが、この考え方は間違ってはいないようである。

　子育て軽視のつけとして、社会性に欠ける子どもが増え、子どもの問題が増加してきていると考えてよいのではないかと思う。

　現に、「児童の権利に関する条約」（いわゆる子どもの権利条約）第7条に、「児童は両親に養育される権利を有する」と明記されている。日本はこの条約を批准したのであるから、この条項を守ってもらわなければならないと考える。

　現在の子育て軽視の風潮は大いに反省しなければならないと思う。

　以上はほとんど私見であり、それも筆者自身の小児科医としての臨床経験に基づいているので、他領域の方々には異見が多いことと思う。私は

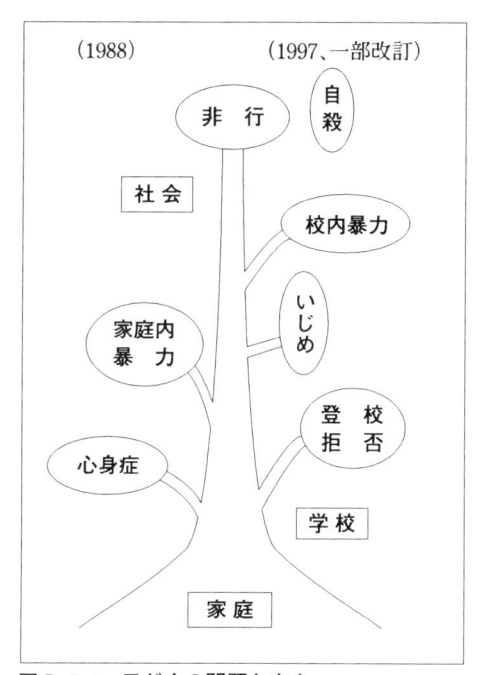

図Ⅰ-F-5　子どもの問題と家庭

「立場をかえればこういう見方もある」というお立場でお読み頂ければありがたいと思っている。

(日本教育 No.263：pp10〜13, 1998.11)

G. 私の子育て論
― 21世紀を担う子どもたちを育てる ―

　21世紀を迎えるに当たっては、社会、経済、科学など多方面に渉って、見通しや期待などが述べられているが、不思議にも子どもに焦点をあてた論議は少ない。科学にしろ、経済にしろ、それを担うのは人であり、21世紀に活躍するのは現在の子どもたちである。その子どもをおいてきぼりにした論議は空論に近い。

　子どもが成人するには約20年かかり、その間たえず大人が暖かい手をさしのべなければならないが、ここらの基本的な問題は、社会的にはほとんど無視されており、大人の都合だけで動いているのが現在の日本であり、子どものおかれている環境（育児環境、子育ち環境）は劣悪である。そしてそこではいろんな問題が起こっているし、現在増えつつある子どもの問題には、子育てが大きく関わっていることは案外認識されていない。この点に注目して子育てを改めなければ、子どもの問題の根本的な解決は望まれないであろう。

　子育ちの環境としてはまず家族・家庭が重要で、この環境のいかんが、その先の環境（学校、社会………）の影響へもつながってゆく。

　また現在、自然環境の破壊が注目を浴びているが、人間環境の方はほとんど問題になっていない。野鳥や鯨の環境は大事に保護するが、人間の方はいささか軽く扱われているようなふしがある。人間も動物の1つであるから、少なくとも同等に扱って欲しいものである。子どもを産み、育てることは生物の自然現象である。自然破壊は許されない。

　本章ではまずここらにメスを入れて、問題点を掘り起こし、その対策についても言及してみたい。

1. 子育ての問題点

　現在の子育てには問題が多すぎて、そのすべてに触れることはできない

ので、ここでは私がとくに重要と考えている点をいくつか挙げて、私見を述べてみる。

(1) 親と子の絆

現在の最大の問題点は、親と子の絆が形成されにくい育児環境であろう。私はつとにこの点に注目し、昭和63年（1988）、母子結合形成不全症を提唱したが[1]、残念ながら大方の関心をひくところとはならなかった。

「親と子の絆の形成」が学問的（科学的）に解明されているのかどうか、不明な点もかなりあることは十分承知しているが、このような人間社会の問題が、数学や物理学などのように、学問的に解明されうるのかどうか、これはかなり難しい。現時点ではむしろ不可能と言ってよいかもしれない。この点が解明されるまで拱手傍観していてよいものかどうか、考えてみればすぐわかることである。

また学問的、科学的といっても、その限界を決めることは大変難しい。整形外科医で作家でもある渡辺淳一氏が、ある雑誌にこの点について、きわめて興味深い論稿をのせておられたので、そのポイントを挙げてみると、純粋さ、厳格さを一応の基準にして、現在学問（科学）といわれているものを分類してみると、科学度100％といってよいのは数学、物理学、化学などで、医学は70～80％、その中でも精神医学は50％に近く、心理学と列び、教育学、社会学などはもっと低いという。

今問題になっている親と子の絆を神話として、科学的に証明されていないというのは、このような考え方で学問を分けた場合、何パーセント以上を学問（科学）の基準にとってのことであろうか。

カレルではないが、「人間、この未知なるもの」である。

いずれにしろ、親と子の絆の形成不全は増加しており、これに関係すると思われる子どもの問題行動も増加している（後述）。この現実から逃避することは許されない。絆の形成に重要と考えられる3歳頃までの子育てを再検討する必要がある。3歳児神話として葬り去ることは許されない。

なおここらの研究は乳幼児精神医学の領域ではかなり進んでおり、膨大

な数の文献も発表されているので、お読みになることをおすすめする。
　また親と子の絆にかかわる子育ての具体的な問題については文献[2]（本書Ⅰ-C，P16〜）をご参照頂きたい。

(2) しつけ (cf Ⅰ-D, pp26)

　しつけ不在が叫ばれて久しいがその状況はますます顕著になるばかりで、一向に改善の兆しはみられない。今は「しつけ不在」の時代に育った人々が子育てをしている時代なので、これも当然なのかもしれない。そしてしつけ放棄の傾向さえ出てきている。しつけを学校で、しかも高校や大学でもやって欲しいという要望があるとは驚きである。しつけはまずは家庭の問題であり、それを土台にして論ずべきことで、できていない土台、危なっかしい土台では話にならない。

　最近知って驚いているが、このようなしつけの考え方は既に昭和35年（1960年）に川島によって記載されており[3]、もしこの考えが広く受け入れられていたならば、現在のようなしつけ不在の状況にはならなくてよかったのではないかと、かえすがえすも残念に思う。この論文をお書きになった川島教授の先見性には驚く外はなく、それを掲載した当時の婦人公論の編集長の炯眼にも敬意を表するが、その後の婦人公論のあり方は残念の一語につきる。この論文の趣旨が生かされるような編集方針であり続けたなら、今の女性の考え方にも大きな影響を与えていたと思われる。

　マスコミの影響は大きく、こわい。

　しかし、最近、かつてはしつけと虐待を混同していたAERAも、「家庭のしつけが消えた」などというタイトルの記事を載せるようになったのは注目してよいと思う。

(3) 子どもの問題行動

　しつけが身についていない、社会性に欠ける子どもが問題行動に走る危険性が大きいのは当然である[4]。そして社会性の欠如、低下には、もう1つ、

少子化現象が影を落としていると考えられ、この点についてもすでに昭和57年（1982年）、不適応症候群（社会性未熟）として指摘しておいたが[5]、現在の少子化問題の検討の中では全くといっていいくらい無視されており、1998年の日本医師会のシンポジウムでもほとんど触れられていない[6]。

一般にコミュニケーション通路数は、

$N(N-1)/2$　　N＝家族数（J. H. Bossard）

で示される。したがって通路数は、
子ども1人のときは　　3
　　　2人　　　　　　6
　　　3人　　　　　10
　　　4人　　　　　15
　　　5人　　　　　21　となる。

すなわち同胞数が少ないときは、人付き合いを経験する機会が少なくなり、社会性を身につけることもできにくくなる。この点については上記のシンポジウムでも若干触れられているが、あまり重視されてはいない。

一般に人付き合いは、親子〜同胞〜友だちと進むといわれているので、これが同胞の段階でディスターブされれば、次の友人関係へスムーズに入り難くなる。こうして幼稚園、学校になじみ難い子どもが育つことになる。不登校などの増加にもここらが関係していると考えられる。ここらの詳細は文献[4]をご参照頂きたい。

また最近小学校での学級崩壊（授業が成り立たない現象）が問題になっているが、これは学校の問題というよりはむしろ子ども自身の問題ではないかと思われる。集団生活ができるように育てられてはいない（社会性の欠如）ということで、家庭の子育ての問題である。

しかし一般の認識はこうではなく、たとえば朝日新聞はこの問題を、1998年11月15日、2頁に渉って特集していたが、「不登校と同じく日本の教育システムそのものに根ざしている」と言っている。このような考え方からの不登校への対応がうまくいっていない現状からみれば、またも責任回避かととられても仕方ない。教育システムを変えるだけで解決できる問題ではないからである。

ここらの事情を考慮することなく、子どもに何か問題が起これば、すぐ学校が悪い、社会が悪いというのは、問題を希釈化する、一種の責任回避であり、決して問題の解決にはつながらない。しかし実状は、プライバシーとか人権の問題があるとして、家庭事情に触れることはタブーの1つになっているので、これらの問題の解決への道は険しい。

　ここにも述べたこととほぼ同じような考えは森（薫）も述べている[7]。すなわち、今の子どもたちはソーシャルスキルが低下しており、集団を拒否しはじめているという。集団への不適応である（不適応症候群）。そしてこのソーシャルスキルの低下は"間抜けな孤育て"が原因であるという。間抜けとは、遊びの時間、空間、仲間の3つを指し、母親だけの孤独な子育て（孤育て）であるという（この最後の点については若干異見があるが）。

　また、思うようにはいかないマイナス体験に欠け、プラス体験（思い通りにいく体験）とのバランスがくずれ、ソーシャルスキルのもとになる耐える力や思いやりの心が育っていないという。

　これらの点はほとんど考え方が一致する。私は違う領域の人との見解の一致は貴重であると思っている。

（4）体力の低下

　体格はよくなったが、体力がそれに伴っていないとはよく言われるところである。体格は大体数字で表すことができるので、数値表、グラフなどでよくわかる（これも最近は増加がややにぶっている）。体力も運動能力などとして測定可能なものはその低下が指摘されている。

　たとえば1997年の文部省の調査結果（小学校高学年から高校生）によれば、調査した13種目の合計点は、中2・3の男子を除いて、10年前のそれを下回ったという。とくに筋力や柔軟性などの基礎的体力の低下が目立つという。受験勉強や体形を気にしてのダイエットなどが関係しているといわれるが、家庭の食生活の変化も影響していると思われる。洋食化、インスタント食品の摂取の増加、偏食、孤食化などいろいろな問題点が挙げら

れる。このような食生活の変化は小児成人病（肥満など）の増加にもつながっているし、問題行動との関連も指摘されている（筑波大佐藤ら、朝日新聞社説、1998，10，28）。また朝食をとらない子どもはキレやすいとの報告もある（広島県教職組、同紙）。そして孤食化に代表される食事環境の変化は、人間関係、社会性の未熟などへもつながって、新しいいろいろな問題を提起している。

(5) 忍耐力の低下

体力の低下と併せて、忍耐力（精神力）の低下も目立つ。甘やかされて育てられ、我慢することを教えられていないからであろう。キレル子どもの増加も、ここらを無視しては語れないと思うが、このような議論は禁忌らしく、家庭の育児環境の問題などは、キレル子どもの論議にはほとんど出てこない。

また最近問題になっている「身勝手な困った子ども」も全く同根の問題で、育て方を変えなければ根本的な解決にはつながらない。

これが「一人っ子」にも関連していることは、中国に一人っ子政策の結果出現したと思われる「三口之家の小皇帝」を考えれば容易に理解できる。少子化の子どもへの影響の1つのポイントである。中国ではすでにこの政策の弊害を認めて、転換（二人っ子政策など）が計られているというが、日本の少子化対策は全くこういう方向を向いてはいない。

(6) 情緒性の欠如

いわゆるドライフラワーのような人間が増加している。とくに女性の中性化～男性化、男性の中性化が目立つ。異性の魅力がなくなれば、互いにひきつけられることもなくなり、生殖行為も減る。これも少子化につながっているはずであるが、少子化の論議の中ではこの点はほとんど触れられていない。禁句であるのか、気がついていないのか、意識的に触れていないのか、いずれかであろう。

ドライフラワー的な人間が増えれば世の中はカサカサになり、ギスギスする。これに社会性の未熟が加われば、世紀末的な社会になるのは目に見えている。日本の現況はこれに近いといってよいだろう。

2. 対策

　子どもたちをこんな環境にしておいてよいはずはないし、こんな子どもたちがそのまま成長すれば、日本の21世紀は暗いといわざるを得ない。
　ここまで述べた、子どもをめぐるいろいろな問題点のかげに共通しているのは少子化現象と思われるので、まずはこの解決をはからなければならない。しかし最近は少子化歓迎のムードさえ出てきており、少子化の子ども・子育てへの影響は、過小評価どころか無視に近い。そしてこれまでの対策はほとんど親（大人）向けのものであり、子どもへの視点が欠けている。まずは子どもを念頭においた少子化対策が必要であろう。この点についてはすでに方々で述べてあるので[8]、詳細は省略させて頂く。
　このような対策の効果は20年先でなければわからないであろうから、それくらい先を見すえた対策が必要である。
　しかし総合的な高い見地からの施策は筆者個人の力の及ぶところではないので、現在の時点で筆者の頭の中にある、現実的な対応のいくつか挙げてみる。

1) 親と子の絆の形成という観点から、これを神話として片づけないで、家族・家庭のあり方を検討する。

　アメリカでは、犯罪の病巣は銃・麻薬・家族崩壊といわれている。日本では前２者はまだアメリカほどではないが、家族のあり方の変化は重要である。しかしここには男女平等、人権、経営・経済問題などが微妙に入り組んでおり、解決は大変であると思われるが、ここが基幹的な部分であるので、最優先しなければならない。

2) その一つではあるが、十分な、少なくとも３年間有給育児休暇

　これが実現の可能性があるのかどうか筆者にはわからないが、子どもを育てるという見地からはきわめて重要である。この点については大分以前

に述べてある[9]が、これは"母親への脅しで、少子化を招く元凶の1つである"[6]という人もいる。これは乳幼児精神医学領域の最近の進歩を知らないからであろう。

3) 食生活の改善
　栄養学的な面だけでなく、家庭の食事環境（孤食を避けることなどを含めて）の改善が必要である。

4) しつけの再検討
　しつけは虐待とは全く違う（ここらを混同している論議が多い）ので、その本質に立ち返って再検討する必要がある。中教審が「育ち」に視点を向け、小委員会を作って検討することになったのは、大変喜ばしいことである。できればこの面に臨床経験の深い小児科医を委員に加えて頂きたいものである。(cf I-D)

5) 子育ては両親の責任で行うものであることを再認識する。
　これは「子どもの権利条約」にも明記されている（第7条）。子育てを母親だけがやっているというのは思い過ごしである。たとえば100％子どもの面倒は母親がみているとすれば、その際の生活費、子どもの養育費はどうするのか、考えてみればすぐわかることである。子育てはこれまでも両親が協力して行ってきたし、これからもそうであるべきで、父だ母だと押しつけ合って争うことではない。

6) 親になる人の教育、とくに女子教育の再検討
　教育は高等教育だけが重要なのではない。大学進学率をただ高くするだけのことにどれほどの意味があるのか。
　また女子大は、女性が大学へ入れてもらえなかった頃の遺物で、現在では全く存在の意味がない。あるとするには、共学の大学にはない、女子大の特徴が必要であると思うが、現在の女子大にはこれもない。というよりは意識的になくしているようにも思える。
　そして最後になったが、

7) ドライフラワーがはびこらないよう、子どもには小さいときからもっと自然に親しませて欲しい。
　これは蛇足ではあるが、Rachel Carson : The sense of wonder[10] のご一読

をおすすめする。

むすび

　かなり気ままな結論を出して恐縮であるが、良くも悪くもこれが私の約50年の小児科医の経験から出たものであるから、年に免じてお許し頂きたいと思う。

　子どもに明るい未来と夢を!!

　子育ては自然に!!

謝辞

　終わりに、この機会を与えて頂いた前川教授（当時の「小児保健研究」の編集委員長）、乳幼児精神医学の領域で多くのご教示を頂いた渡辺久子講師（慶大小児科）に深謝する。

文献

1) 鈴木　榮. いわゆる問題の子どもの家族的背景、―母子結合形成不全症の提唱―. 日本医事新報、(3340)：pp 32-34, 1988

2) 鈴木　榮. 子育てをめぐる話題 (2)、―親と子の絆を中心に―. ふたば（母子健康協会機関誌）、No.62：pp 11-20, 1998（本書Ⅰ-C）

3) 川島武宜. 躾なき時代への警告. 婦人公論臨時増刊、；(15)：pp 108-115.（初出：昭和35年5月号）1999

4) 鈴木　榮. 社会性をどう育てるか―社会性に欠ける子どもたち・不適応症候群―. 日本教育、；No 263：pp 10-13, 1998（本書Ⅰ-F）

5) 鈴木　榮. 少子化の中の子育て. 小児科診療；55 (3)：pp 492-493, 1992

6) 平成9年度乳幼児保健講集会：シンポジウム：少子社会の展望. 日本医師会雑誌、；119 (10)：(特集), 1998

7) 森　薫. 日本の論点 '98.：pp 464-467, 1998

8) 鈴木　榮.「少子化」問題の再々考を. 学士会会報、；(817)：pp 60-66, 1997

9) 鈴木　榮. 3歳までは家庭で母親の手で. 母子保健情報、；(9)：pp 32-35, 1984

10) 上遠恵子訳・センス・オブ・ワンダー. 新潮社, 1996.

（小児保健研究　58 (3)：pp360～365, 1999）

II. 少子化をめぐって

A. 少子化対策は新しい視点で
―日本学術会議「少子化の多面的検討
特別委員会報告」を読んで―

　2000年秋頃からまた少子化問題が姦しくなったようである。少子化の影響が現実的になり、深刻化したからであろうか。
　同年5月、日本学術会議の特別委員会の報告書が出た。この報告の特徴は、これまでほとんど検討されていなかった領域の問題についても触れていることで、こういう意味では注目に値する。その1つとして、筆者が以前から何度も指摘してきた子ども、子育てへの影響が初めて取り上げられている。
　これは、本委員会の委員長が東大小児科の鴨下名誉教授であるからでもあろう。これまでの少子化に関わる委員会では、委員長はもちろん、委員としても小児科医は加えられていなかった。少子化は子どもに関わる問題であるから、これはまったくおかしなことである。結果として少子化の論議に子ども、子育ての問題はまったく取り上げられていない。
　今回の報告では、少子化の主な影響の5点の中の1つに、「子どもの健やかな成長に対する影響（自主性、社会性等の発達が阻害）」が挙げられている。長年この点を指摘し続けてきたが、ほとんど無視されていた筆者にとっては、暗夜に一筋の光が射し込んできたような思いである。詳細はこれまでに日本医事新報に何度か掲載しているので改めて述べようとは思わないが、今最も危惧しているのは子どもの問題行動との関連である。
　このようなことを言うと、また「合理的な根拠がない」と叱られそうであるが、人間社会の問題に100％確実な根拠のあることがあるのであろうか。バスジャック事件の犯人の診断名を見ればわかることである。また、マスコミにのるいわゆる専門家のコメントがまったくと言っていいほどピントはずれであることは周知のところである。人間社会の問題はそれほど

単純ではない。精神医学や心理学の知識で、クリアカットに解明できるようなことではない。精神医学、心理学、社会学なども、今のところは決して万能ではない。

また、これらの領域ではよくアンケート調査が使われているが、アンケート調査の信頼性は疑わしく、最近出版された『社会調査のウソ』（文春新書、2000年6月）などを読めばわかることである。信頼度の低い方法から出た結果は評価に値しない。

このような点を無視した3歳児神話で、子どもがどれほど被害を受けたことか。現在の子どもの問題行動の多発を見ればわかることである。乳幼児精神医学、脳科学の進歩からは、「3歳児神話という神話」になってしまったと言ってよいであろう。乳幼児期の育児環境の重要性は明らかである。

したがって、子育て支援は必要ではあるが、これまでの子育て支援は方向を誤っていた。子どもが視点に入っていないので、結果的に子どもの問題行動につながっていった可能性は否定できない。しかも少子化対策への効果も上がっていない。このことは1999年版のWHOの世界人口白書が指摘しているところである。

日本ではほとんど信仰の対象と言ってもよいスウェーデンの福祉を中心にした少子化対策も効果を上げておらず、合計特殊出生率は、1990年以降、降下の一途を辿っている。すなわち、1990年には2.13まで回復し、一時は"スウェーデンの奇跡"とまで言われたが、それ以降は急激に低下し、1997年には1.53、1999年には1.50と落ち込んだ。

これは、1980年代に手厚く行われた福祉対策が、90年代に入って経済的大不況に陥ったため、諸手当の給付水準の引き下げが行われた結果と言われている。だが、おそらくそれだけではない。この辺りのことはすでに1995年、織田が理論的に証明しているところであり、福祉対策だけでは効果の持続は期待できないことは以前から述べているところである。

北欧の他の国々でも事情は似たようなもので、"北欧幻想"はもう終わったと思わざるを得ない。スウェーデンの福祉に比べれば日本のそれは問題にもならないので、効果が上がらないのも当然である。

さらに、ここで考えてみなければいけないのは少子化と子育て（子育て

支援以外）の関連である。常識的に考えても子どもは少子化の影響を受けている。前記したが社会性・自主性の未熟などはすでに現れており、指摘のとおりである。少子化で子育て下手な親が増えているのも事実で、少子化の子育てへの悪影響を無視した少子化対策の失敗は明らかであろう。

　すなわち、これまでの子育てについての考え方を改める必要があろう。幸い、最近こういう意味での方向転換が、徐々にではあるが起こりつつある。たとえば厚生労働省の「健やか親子21」の中間とりまとめ案には、「思春期保健の問題は、特に乳幼児期の発達体験の影響を強く受けていることを認識する必要がある」と明記されているし、教育改革国民会議の中間報告の17の提案のトップに「教育の原点は家庭であることを自覚する」と書いてある。これまでとは180度の転換と言ってよいのかもしれない。しかし、これらは中間報告であるので、これから先どのように現実化されていくのかを見守りたい。

　また、2000年11月13日号の「アエラ」に、行為障害には家族、親子関係が関わっているとし、「薬は親の愛」だという記事が載っていたのも、人々の意識の変化の1つと言ってよいであろう。

　以上は早急に行うべき対策についてであるが、長期的視野に立てばもう1つの問題がある。それは適正人口という問題である。食糧自給率40％（1998年）という日本にとっては、避けては通れない重要問題である。経済封鎖をされたために第2次世界大戦を戦わなければならなくなったように、食糧封鎖は日本の死活問題であるから、これでまた戦争に巻き込まれる可能性がないとは言えないであろう。こうした点をも見据えた対策が必要であろう。

　この点の検討に人口容量という考え方がある（古田隆彦、「中央公論」、2000年12月号）。これは「1つの国家や一定の地域が、どれだけの人口を養えるか」を示すもので、人口扶養力（キャリング・キャパシテー）とも言われる。

　大雑把に言えば、国土の自然条件をどのように利用して、どの程度の生活資源を生み出せるかということと、国民の生活水準がどこまで上昇す

かの2者の関係によって決まると言ってよい。すなわち、前者が大きくなれば人口容量は増えるが、後者が大きくなれば減る。現在の日本は後者の状態と言えるが、だからといって子どもの問題を放置しておいてよいと言えないことは、筆者がこれまでくり返し指摘してきたところである。そう簡単な問題ではない。

いずれにしろ少子化問題への対応が焦眉の急であることは間違いなく、このことについての論議が遅まきながら高まってきたことは喜ばしい。しかし、「ウェルカム・人口減少社会」（文春新書、2000年10月）などと言ってはおれない（本書では子ども、子育てにはほとんど触れていない）ことも確かで、私は小児科医としての立場から、もっと子どもに視点を置いた対応を熱望するものである。

(日本医事新報　No.4025：pp63〜64, 2001.6.16)

B. 少子化対策の見直しを

　世界の総人口は、1999年10月12日、ついに60億人に達した。この日サラエボ（ボスニア・ヘルツェゴビナ）で生まれた男児が60億人目であると報じられている。世界の人口はわずか12年で10億人増えたことになる。未曾有の増加率である。この「人口爆発」も問題であるが、もう1つ別の問題は、先進国の少子化と途上国の人口増加とが同時に起こっていることで、世界レベルの対策と、各国レベルのまったく反対とも見える対策を平行して行わなければならないことで、この辺りに人口問題への対策の難しさがある。

　日本は現在、世界に冠たる「少子化」国である。しかも、これまで行ってきた対策の効果はほとんど見られず、少子化対策の見直しを迫られている。これまでの対策は主に出産・育児環境の整備で、これらは、いわゆる知識人、マスコミにも支持されている。ところが、この即効性を期待した出産奨励策は、昨秋発表された国連の世界人口白書（邦訳・ジョイセフ発行）では次のように批判されている。「一度低下し始めた出生率を長期にわたって再び高めることに成功した国は史上例がない」と。

　また、日本医師会雑誌122巻2号（1999年7月15日）によれば、1999年2月6日に開催された講習会「少子社会―21世紀への展望」（以下「日医シンポ」と略記）では、これまでとは違って、かなり子どもへも目が向けられてきているようであるから、このシンポジウムでの発言も引用させて頂きながら、私見を交えて少子化対策を考えてみたい。

　まず福祉対策の効果についてであるが、今回の日医シンポに招かれたスウェーデンのアンダース・ミルトン氏の講演によれば、スウェーデンの対策は、日本に比べ問題なく充実しており、はるかにきめ細かい施策が行われている。しかし、それにも関わらず、1990年頃をピークにして合計特殊出生率は低下を続け、現在では人口置換水準をはるかに下回る1.6以下になっている。福祉対策の限界と言わざるを得ないのではないかと思う。対策

の内容ではスウェーデンの足元にも及ばない日本では、福祉対策の効果を期待するのは所詮無理と言わざるを得ない。

このようなことは、すでに1995年、慶應大学の織田氏によって指摘されている（公衆衛生、59巻6号）。すなわち、「児童手当を現在の4倍にし、0歳児保育の100％実施、育児休業給100％支給、住宅は5LDKという福祉対策を実施しても、その効果は精々数年見られるだけ」と報告している。

これらの2点からだけ見ても、日本の少子化対策は見直さなければならないことは確かである。筆者は以前からこの点を指摘（1992年が最初）し、見直しを求めてきた（学士会会報、第817号、1997年）が無視され続けた。

しかし、今度は世界人口白書できちんと指摘されたのであるから、当然考え直されるだろうとは思うが、このことを報じたのは筆者の知る限りでは、NHKテレビの60億人ニュースと読売新聞の世界人口白書についての記事だけであるのは若干気がかりである。10月12日を過ぎても、世界人口白書についての記事は他では取り上げられていないようである。そこで、これまでの私の主張をもう一度述べて、ご検討頂きたいと思う。

1つは、現在の日本の対策は専ら働く女性のためのもので、結果的には寧ろ子どもに悪影響を与えていることである。直接子育てをするのは母親だから、その手助けをするのは決して無用なことではないし、必要なことでもある。しかし、これだけでは片手落ちである。子どもは母親を必要とし、母親なしではまっとうに育つことは望み難い。だが、育児負担の軽減を錦の御旗に母性神話を掲げて母性を否定し、3歳児神話といって大切な乳幼児期に子どもから母親を離してしまう方向に政策は進んでいる。最大の被害者は子どもである。

現在の少子化対策にはまったく子どもへの視点が欠落している。この点は、つとに筆者が指摘してきたところである。しかし、これはどうも日本だけのことではないようで、前記ミルトン氏の講演でも触れられていないし、子どもへの影響の質問にも答えていない。スウェーデンを手本にしている日本で問題にされないのも当然かもしれないが、残念なことである。

だが、幸い鴨下重彦氏（東大小児科名誉教授・日本学術会議少子化社会

の多面的検討特別委員会委員長)がこの点を指摘している(学術の動向、1999年1月号)し、日医シンポでも読売新聞社の南砂氏が「少子化問題に新しい視点を」としてこの点を指摘したことは注目に値する。また、鬼頭宏氏は質問に答えて、少子化は数の問題だけではなく質の問題も検討の必要があると答えている。

　少子化の子どもへの影響にも若干目が向けられてきたように思われ、長年この点に注目してきた筆者にはなんとも喜ばしいことである。ただ、この新しい提言に対する討論はほとんどなかったようで、社会一般の認識は未だしの感がある。もっと子どものことを考えた施策が欲しいものである。

　次に現在の日本の施策は、結婚して子育てをしている人々に向けてのものである。しかし少子化の主な原因は非婚化、晩婚化であるから、この面への対策抜きで少子化の解消は考えられない。これは岸本裕紀子氏(正論、1999年9月号)の指摘の通りである。

　私も以前から言っているように、結婚予備軍への教育、さらには次世代を担う子供達の教育(家庭でのしつけを含めて)も平行して進めることが必要であろう。少子化対策は長期的展望に立って行わなければならない。効果が確かめられるまでには少なくとも10年、おそらく20年はかかるであろうから、始めるのは早いに越したことはない。

　結局、少子化対策は、結婚についての意識改革にまで突っ込まなければ、「仏作って魂入れず」で、税金の無駄遣いに終わるであろう。また、子どもを無視した対策は、「問題の子ども」(将来は「問題の親」になる)を増やすだけであろう。ご再考をお願いする。

(日本医事新報　No.3957：pp61〜62, 2000.2.26)

C. 少子化と子育て

　少子化は止まることなく進んでいる。その速度は落ちたものの、合計特殊出生率の低下は依然として続いている（図Ⅱ-C-1）。最近、人口問題、労働力などの経済問題との関連は以前よりはやや真剣に論じられるようになり、社会的な関心も高まっているようであるが、変わらないのは少子化と子ども、子育てとの関係で、ほとんど問題になっていない。少子化であるから本来はここらが問題になるべきであるのに、この点が一般には全くといっていいほど無視されてきたのはなぜであろうか。私は小児科医であるから、以前からこの点に関心をもっており、私見も述べてきたが[1]、最近の問題など[2]も含めて、改めて私見を述べてみたい。

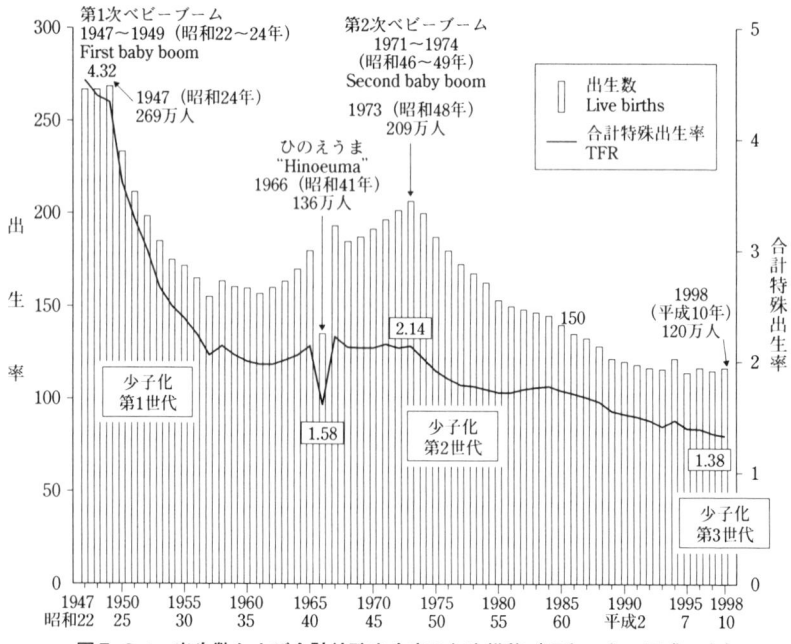

図Ⅱ-C-1　出生数および合計特殊出生率の年次推移（昭和22年〜平成10年）

1. 少子化の原因

　簡単に言えば晩婚化と非婚化であり、初婚年齢がずれたり、結婚しない人が増えたということである。その理由はいろいろ挙げられており、「もう1人産めない症候群」とか、パラサイト・シングルの増加など目新しい言葉も使われているが、本質的には変わっていないと思う。原因は当然対策に関わってくるので、その項で改めて触れさせて頂くが、既婚者の子ども数は、若干減ってはいるものの2.2人前後とほとんど変わっていない。

　最近話題のパラサイト・シングル[3)]は、親に寄生してリッチな生活を楽しんでいる人々で、結婚によって生活レベルの低下するのを嫌うので、結婚相手がなかなか見つからないという。たしかにこういう面はあるであろう。これは大変贅沢な望みであるが、叶えられると思っているのであろうか。

2. 子どもへの影響

　子どもの数が少なくなれば、子ども同士の付き合いの機会は減る。同胞数も少ないので同胞間のコミュニケーションルート（人間関係通路と仮に略しておく，図Ⅰ-F-1, p33参照）も少なく、これに親子の接触機会が減れば一層人づき合い下手が育つ。そして人間関係を上手く結べないまま、社会性未熟なまま成長し、思春期の精神の不安定さなどと相俟って、いろいろな問題行動と結びつく可能性も大きくなる。しかしこれを科学的に証明することは難しい、というより不可能に近い。したがって反論はいくらでも出来る。

　一般に人間社会のもろもろの現象を科学的にクリアーカットに証明することなど出来ないはずであるが、それをいいことに反論する人もいる。そしてその論拠には、恣意的アンケート調査などが使われることが多い。ここであえて恣意的という言葉を使ったのは、アンケート調査の結果は設問の仕方、調査対象・方法などで大きく変わるからで、これは決して科学的とはいえないし、反論の根拠としては薄弱だからである。結局水かけ論に

終わってしまう。なによりの根拠はつみ重ねられた事実である。これもどう解釈するかという問題は残るが。

しかし少子化が進んで、社会性未熟な人々が増えていることは確かで、不登校をはじめとするいろいろな社会問題が、ここらと無関係であることを証明することも難しいであろう。

ただ最近脳科学者である沢口俊之教授[4]が、「幼少期の複雑(多様)な社会関係が、社会性の発達に重要であることはサルでの多くのデータで証明されており、孤独な環境は社会的不適応につながる」(筆者抄)と言っておられるのは興味深い。

3.子育てへの影響

子育てが下手になったとは多くの小児科医の認めるところである。常識ではとても考えられないことを平気でやっている母親が増えていることは、私がまだ育児相談をやっていた20年前頃から気付いていた。なぜそうなったのかは簡単には決められないが、育児軽視の風潮が根底にあることは否めないであろう。ここでは少子化との関連でいくつかの点を検討してみる。

少子化は、グローバルな観点からは良いことであるという人もいるが、問題が大きすぎるし、今回のテーマからは少々離れるのでさておいて、もっとも問題になるのは日本、さらには人類の滅亡につながりかねないという点である。生物は本能的に種族を維持しようとする営みをしている。少子化はこの本能のおとろえとも考えられる。したがって少子化が続けばその種族は滅びざるを得なくなる。

しかし現実的には性にまつわるトラブルが少なくないので、種族維持本能(性欲)がおとろえたとは簡単に決めつけることは出来ないと思うので(セックスレスが増えているとも言われているが)日本人が絶滅するとまでは考えなくてもよいとは思うが、現実の子育て環境は寒心に耐えない。

筆者が女子大に在職中に調べたデータが表Ⅱ-C-1である。女子大生の赤ちゃんへの接触経験についてのものである。その少ないのに驚かされた。全くない学生が18％もおり、その8割が赤ちゃんに触れるのがこわいと言

表Ⅱ-C-1　赤ちゃんへの接触経験 (金城学院大学) 1987

赤ちゃんへの接触経験
　あり：82%　　なし：18%　　怖い：15%（なしの83%）

（内訳）	毎日	時々	1～2回	合計		(1985)
抱　　く	0.4%	30.7%	34.3%	66.4%	<	81%
あ や す	2.3%	24.0%	25.1%	51.4%		
ミルクを与える	0.7%	6.4%	20.0%	27.1%	<	39%
おむつを変える	0.7%	7.1%	10.0%	17.8%	<	37%
お風呂に入れる	0	1.4%	8.6%	10.2%		12%

っていた。これでは子育ては難しいし、この傾向は2年前の調査より顕著になっていたことも気懸りであった。身近に赤ちゃんが少なくなった（少子化）ためと考えられる。

　同様な傾向は1991年の厚生省の調査（表Ⅱ-C-2）でもみられる。これは調査対象が小5から中3までのものであるから数字は女子大生と違って当然であるが、赤ちゃんの世話を全くした経験のないものが40%前後もあるのには驚かされた。よくあるというのは20%ぐらいである。

　これでは育児不安を感じるのはもっともであると思い、この点についても調査してみたが、これは筆者が育児指導を行っていたところでの調査（表Ⅱ-C-3）であったからか、予想に反して、育児不安はそれほど心配しなくてよいのではないかという結果であった。

　育児感情についての興味ある調査結果が、福岡市の小児科医の方々によって発表されている[5]（図Ⅱ-C-2）。育児による疲労、心配、自信のなさなどは、子どもの数が増えるのに伴って軽くなっている。この結果を見れば、出産が高年齢になって（晩婚化）母親の体力がおとろえ、しかも最初の大変な子育てしか知らない人が増えたため、子育ての大変さだけが伝えられているということではないかと考えられる。

　子育ての大事な点、コツといったものは伝えられず（伝承の中断）、大変

表Ⅱ-C-2　児童の経験の有無

	赤ちゃんの世話			
	よくある	たまにある	まったくない	不詳
総数	19.5	43.5	35.7	1.3
男	14.5	38.4	45.5	1.6
女	25.1	49.0	24.9	1.0
小学校5年	26.6	38.8	32.6	2.0
小学校6年	19.9	47.4	31.5	1.2
中学校1年	18.5	42.2	38.2	1.1
中学校2年	16.7	45.1	36.8	1.5
中学校3年	16.6	43.9	38.7	0.8

児童環境調査（厚生省）1991.9

さだけが伝えられれば、少子化が進んでいくのは当然である。現在は少子化第2世代（図Ⅱ-C-1，p56参照）の子育てはほぼ終わり、第3世代による子育てが始まりつつある。少子化の子育てへの影響がますますはっきり出てくるはずである。したがって焦眉の急は今、現在の子育てのこんな状況をどうするかであるが、残念ながらこのような点への配慮は全くなされていない。子どもは全く無視されて、もっぱら大人の育児担当者のことしか考えられていない。この点については次の対策の項でまた触れる。

　子ども無視の問題点の1つは3歳児神話信仰である。乳幼児には親が大切であることは最近の乳幼児精神医学の進歩で明らかにされているが、それを根拠がないとして、神話にしてしまうのは誤りである。このため乳幼児期に親から離されることが多くなり、子どもは温かい人間関係を身につけることなく成長していく。それが問題行動につながっていることは多くの

表Ⅱ-C-3 育児不安について

	3ヵ月			11ヵ月		
	第1子	第2子	第3子	第1子	第2子	第3子
不安あり	17.8%	13.9%	(2人)	23.2%	16.2%	(1人)
何となくあり	42.2%	47.2%	(6人)	30.4%	51.4%	(4人)
不安なし	37.8%	33.3%	(10人)	44.6%	32.4%	(3人)
無回答	2.2%	5.6%	(1人)	1.8%		(1人)

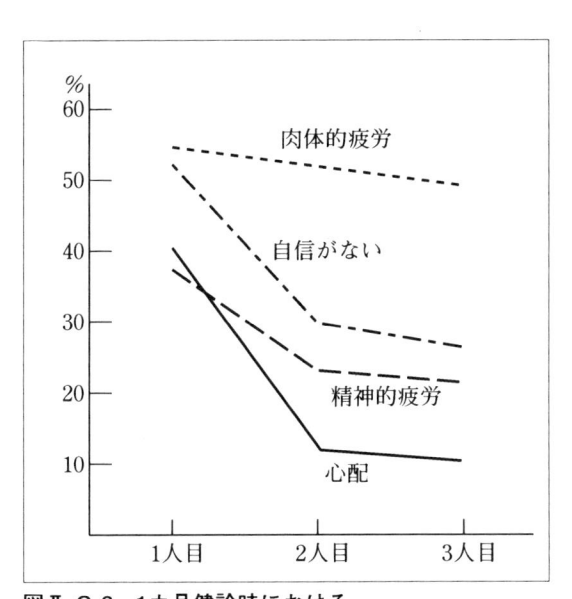

図Ⅱ-C-2 1カ月健診時における
　　　　母親の育児に対する感情
福岡市医師会乳幼児健診委員会（1987〜1990）

事例が示している。

　しかしこの点も科学的に証明されていないとして無視されている。最近出版された警視庁の少年非行の調査官の方々の経験例を集めた『ざけんなよ』[6]という本に出てくる子どもたちの叫びに耳を傾けなくてはいけないと思う。ほとんどが親に対する抗議や切ない願いである。この現実を放置してはいけない。

　このような事態が起こる一番の大きな原因は共働きであろう。共働きについてはいろいろ問題があり、賛否交々で、とてもここでは書きつくせないので、次の本だけを紹介させて頂く。それはソーティール夫妻による『スーパーカップル症候群』[7]である。

　Supercouple syndrome.（SCS）とは、エリートカップルたちが陥る病気ではなく、一人で何役もこなしながら毎日忙しく立ち働いている夫婦が陥る可能性がある病気であるという。仕事も家事も子育ても、精一杯がんばっているうちに、こんな状態になってしまっているのだそうである。これは日本でも多くみられると言ってよいのではないか。詳細はこの本の訳書にゆずるとして、このような状態は育児不安や虐待と無関係であるとは思えない。この本はアメリカでは「人生で何が一番大切であるかを思い出させてくれる本」という評価を得ているそうである。子育て軽視の日本の風潮、子育ての場としての家族・家庭軽視の風潮に頂門の一針となるのではないか。少なくとも考え直すきっかけは作ってくれると思うのでご一読をおすすめする。

4. 対策

　少子化対策は、はっきり言って非常に困難である。WHOの1999年版の世界人口白書[8]には次のように書いてある。「一度低下し始めた出生率を、長期にわたって再び高めることに成功した国は史上例がない」と。

　日本では従来からスウェーデンの福祉による成功を手本にしろといっている人々がいるが、スウェーデンも例外ではなく、1990年代に入ってからは、合計特殊出生率は低下の一途をたどり、1997年には1.52を示しており

図Ⅱ-C-3　諸外国の合計特殊出生率

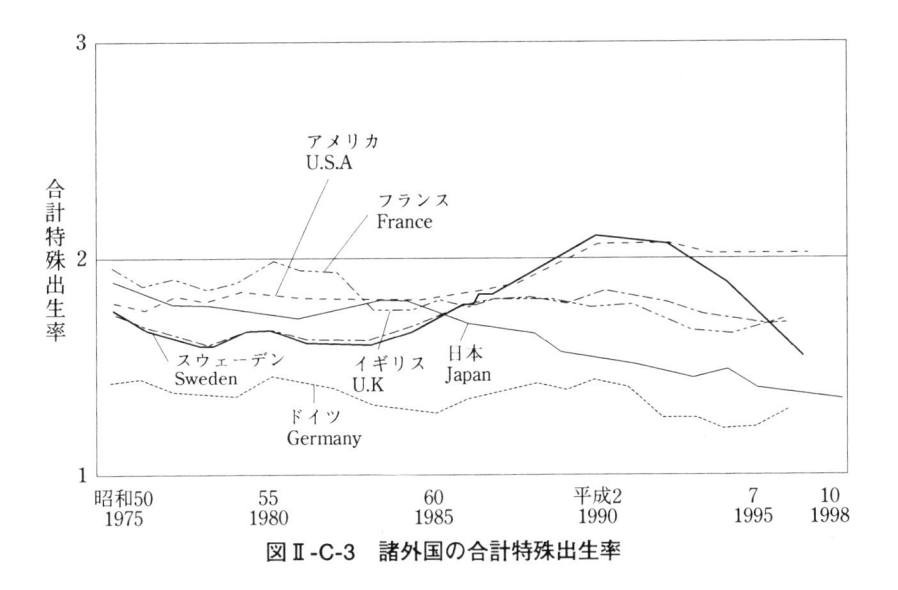

（図Ⅱ-C-3）、決して成功したとはいえないのである。福祉はもちろんその国の経済に左右される。福祉が行きすぎれば経済の破綻をきたし、政権の交代にもつながる。付加価値税（日本の消費税に相当）25％のスウェーデンの福祉でもこうなのであるから、5％の消費税にも不満の多い日本では、スウェーデンのような福祉は望まれるべくもない。こんなことは常識であると思うし、人間の欲望は際限がないので福祉への欲求はエスカレートするだけであり、これでよいということはない。またこのことは理論的にも織田が既に発表している[9]。すなわち、「『児童手当を現在の4倍にする。0歳児保育を100％実施、育児休業給100％支給、住居は5DK』と現在の日本ではとても実現できないような福祉対策を実施しても、その各々の効果はあまり期待出来ず、この4つのすべてを実施しても、その効果は精々数年みられるだけである」という（図Ⅱ-C-3）。この論文の結論ははからずもスウェーデンによって実証されたことになる。

ところが日本ではエンゼルプランで効果が上がらないことからか、この

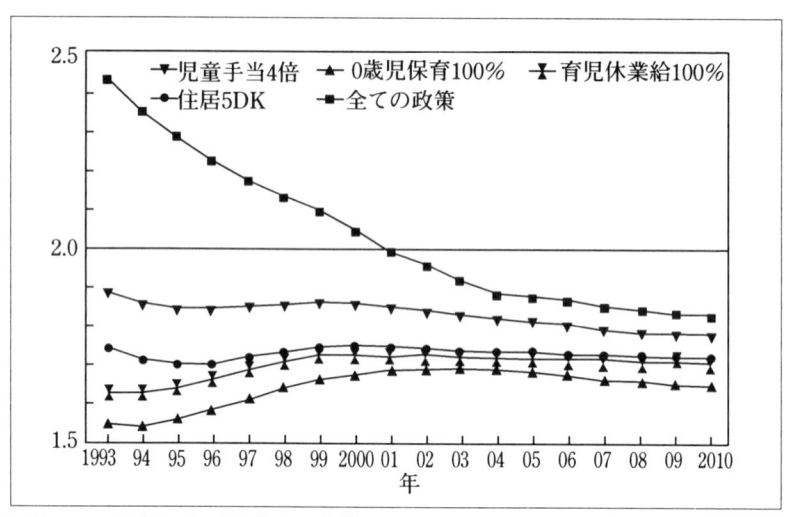

図Ⅱ-C-4　政策による出生率の変化　　　　　　　　（織田輝哉　1993）

　たびは新エンゼルプランを発表した。内容はエンゼルプランよりは改善されてはいるが、方向は依然として子育て援助である。子育て援助そのものは全く意味がないということではないし、必要なことでもあろう。しかしこのような福祉対策だけで少子化が改善された国はないのだし、このような対策は既婚者に向けられたものである。既婚者の子ども数は、前述のように、最近やや減ってはいるものの、あまり変わってはいない。既婚者向けの対策だけでは効果が上がらないのは当然である。さらに育児支援は、子どもの立場からみれば必ずしも好ましくない面もあることを忘れてはならないであろう。
　そして少子化の原因は、前述のように、晩婚化と非婚化であるから、こころへの対策を放置しておいては効果が上がらないのは当然である。結婚していない子ども、とくに女子に、結婚の意味、子育ての重要性などを教育しておく必要があろう。現在は、とくに女子教育が、むしろ少子化奨励の方向に向いているので、少子化が進むのは当然である。しかもここらを全く放置しているのでは何をか言わんやである。

今高校では、1週間ほどの子育て体験教育を行うところも出てきており、これが広がる傾向もあることはよいことである（2000年4月の中教審報告）。しかし1週間ぐらいではやらないよりはましという程度に過ぎないので、さらに検討の必要があろう。こういうことは幼少期に、自然に経験しておくべきことなので、この経験のないことは少子化の悪循環につながっており、これを断ち切ることが必要である。

　要するに、これまで世界各国で行われてきた福祉対策だけでは少子化に歯止めをかけることが出来ないことははっきりしているので、発想の転換をして、これまではやっていないことを試みる必要があるということであろう。それには少子化の本質をフランクに見直すことが先で、先入観は捨て去らなければならない。

むすび：以上不十分ながら、少子化の見直しについての私見を述べさせて頂いた。私見を押し付けるつもりはさらさらないが、これまでの反省に立って、改めて考えてみることを急がなければならない。少子化はそこまで逼迫している問題である。とくに子どもを視点に入れた対策を望みたい。

［参考文献］
(1) 鈴木　榮　「少子化問題の再々考を」学士会会報　第817号：pp 60-66, 1997
　　　〃　　〃　　「子育てをめぐる話題」ふたば　第61号：pp1-12, 1997
(2) 鈴木　榮　「少子化対策の見直しを」　日本医事新報　第3957号：pp 61-62, 2000
(3) 山田昌弘　「パラサイト・シングルの時代」ちくま新書　218頁　1999
(4) 澤口俊之　「犯罪に向かう脳」ちくま　351号：pp26-29, 2000
(5) 松本寿通　「育児不安とその対応」日本医事新報　第3575号：pp43-47, 1992
(6) 東京母の会連合会編　「ざけんなよ」集英社, 2000
(7) 都築幸恵訳　「スーパーカップル症候群」大衆館書店, 2000
(8) 日本語版世界人口白書　世界の動き社, 1999

(9) 織田輝哉　「社会政策と出生率」公衆衛生　59（6号）：pp 379-382,1993
(10) 汐見稔幸：親子ストレス、平凡社新書, 2000

(教育と医学　42（8）：pp 686～693, 2000)

Ⅲ 「子育て」についての提言
―むすびに代えて―

　現在子どもを取巻く環境が好ましいものでないことは、衆目の一致するところである。なぜこのような状態に陥ったのか、一言で言えば、「子育ての軽視」以外の何ものでもない。この点については、筆者がいろいろな場面で指摘してきたが、無視され続けて来た。そして子育て環境はどんどん劣悪化した。それで改めて現在の子育ての問題点を挙げて、その改善を促したい。

　問題点は大雑把にいって2つある。1つは乳幼児期の育成環境の軽視である。

　乳幼児期の育児環境が良好な親子関係、更には人間関係を育むのにきわめて重要であることは、乳幼児精神医学、そして脳科学の進歩で明らかになってきているし、更には育児遺伝子の研究が進めばおそらく解決されるであろう[1]という。それにもかかわらず今なお3歳児神話を主張する人々がいて、この重要な時期の子育てを放棄させようとしている。EBM（実証医学）が姦しいこの頃ではあるが、Evidenceに基づく考え方が大切であることは分かるが、人間社会の諸問題がすべてEvidence Basedで解決されるとは、現在では到底望まれない。もう神話であるとする根拠にも乏しい3歳児神話は引っ込めて頂きたいものである。

　現在起こっている子どもの問題の背景には家庭の機能不全があることは、鴨下[1]をはじめ多くの人々が指摘しているところである。そしてこれは、少子化対策としての子育て支援の方向が間違っていることで増強されている。現在の子育て支援は全く親の都合だけに目が向いていて、子どもには視点が向けられていない。極端にいえば、親子の断絶を促進し、問題の子どもを育てよと言っているようなものである。この傾向を更に進めているのが「男女共同参画社会」という錦の御旗で、これには表立って反対する理由もないが、この陰にかくされた問題があり、鴨下[1]は次のように指摘

している。

「現在日本では男女共同参画社会を実現するために、育児を代行する保育所の整備が進められているが、親、特に母親の意識として、育児をなるべく他人に任せるような方向や、育児行為が父母で平等に分担されるべきとする考え方は、見直しの必要があるのではなかろうか。育児には性差が厳然として存在し、男女の役割分担が根源の1つのように思えてならない」と述べている（この文章の前に、雌マウスにのみ発現する育児遺伝子のことが述べてある）。

同様な見解は松尾[2]も述べているが、これは小児科の専門誌に発表されたものであるから、ほとんど一般の方々の目には触れていないと思う。

このような状況を改善するにはどうすればいいのか。私は「オランダモデル」[3]の検討を提言したい。

詳細は文献（3）にゆずるとして、このモデルの最大の長所は、親が子どもと一緒に過す時間には2人で1.5人分働いて、浮いた0.5人分の時間を両親で上手く配分して、子育てや介護にあてるというもので、子育ての問題の解決にもつながるし、共働きも可能になる。このモデルの問題点は、日本の政・労・使の合意が得られるかどうかという点であろうが、日本の将来のために是非合意して欲しいものである。そのための検討をすぐにでも始めて頂きたいと思う。

少々極論に走ったきらいもあるが、私にここまで書かせたのは、放っておけない日本の現在の子育ての環境の劣悪さである。日本の将来がかかっている。このような私の気持に免じてお許し頂きたいと思う。

［参考文献］
(1) 鴨下重彦：学術の動向、6（9）：pp12～17, 2001
(2) 松尾宣武：小児科診療、64（8）：p1109, 2001
(3) 長坂壽久：オランダモデル、日本経済新聞社, 2000

あとがき

　定年退官後は子育てや少子化に関心を持って、いろいろ書いたり話したりしてきた。それが大分たまって私家版としてでもまとめてみようかと思っていた。

　ちょうどそんなところで服部社長さんから頂いた年賀状で出版をすすめられた。しかし退官後20年近くもたっているし、八十路の老人のたわ言を集めた本が売れるとは思われない。ご迷惑をおかけしてはいけないと思い一度はお断りした。しかし損得勘定抜きでとのお言葉に甘えてお願いすることにした。

　服部さんとは、私の最初の出版、金原出版の臨床医学文庫の「育児相談のために」（昭和41、1966）以来のおつき合いである。幸いこの本はよく売れて改訂第5版まで出して頂いた。その後独立して医書出版を始められてからも1〜2冊出して頂いたが、こちらは申し訳ないがあまり売れなかったのではないかと思っている。それにもかかわらず、今回このような形で出して頂けることは大変有難い。おそらくはこれが最後の出版になると思うので、最初と最後の出版でお世話になったことになるだろうと思う。思えば不思議なご縁である。深く感謝する次第である。

　世の中が変わるにつれて子育ても変わり、私の子育てへの対応も変わってきた。発表した年代順に並べればいいのかもしれないが、古いものはほとんどカットし、最近のものをトップに持ってきたのでおわかりにくい点もあると思うし、また寄せ集めであるからダブリも多く、その整理には当社の林峰子さんに大変ご迷惑をおかけした。それにも拘わらずなんとか私の子育て論にまとめて頂いたことに深謝する。しかしまだ不備の点が多々あると思うが、私の子育てにかける願いに免じてお許し頂きたいと思う。日本の未来はまさに子どもたちの双肩にある。

2002年4月10日

著　書

編　著

1. ウイルス病の臨床　　　　　　　　1967　　　　医学書院
2. 小児医学講座　全10巻　　　　　　1968〜69　　医学書院
3. 小児科臨床実習　　　　　　　　　1971　　　　金原出版
4. 起立性調節障害　　　　　　　　　1974　　　　中外医学社
5. 小児疾患の診断演習　Ⅰ．Ⅱ．　　1975〜76　　中外医学社
6. 小児科 Mook No.10　小児下痢症　 1980　　　　金原出版
7. 小児診療図譜　1-4　　　　　　　　1980〜82　　金原出版
8. 保育叢書22　小児保健・看護　　　1981　　　　福村出版
9. 最新小児医学　第1版〜第4版　　　1972〜81　　医学図書出版
10. ベッドサイドの小児科診療　　　　1982　　　　新興医学出版社
11. 育児相談のために　初版〜第5版　 1966〜83　　金原出版
12. 小児保健指導の指針　　　　　　　1985　　　　南山堂
5'. 小児科学図譜　Ⅰ．Ⅱ．　　　　　1979．1984　文光堂
13. 育児相談　指導の要点　　　　　　1990　　　　日本小児医事出版社

編　集

1. 小児医学（季刊）（編集同人）　　1968〜　　　医学書院
2. 新小児医学大系（編集顧問）　　　　　　　　　中山書店
3. 新臨床小児科全書（編集委員）　　　　　　　　金原出版
4. 新臨床小児科全書　第9巻　　　　　1980　　　 金原出版
5. 心身症とその病像　　　　　　　　 1981　　　 医歯薬出版
6. 小児の正常値　　　　　　　　　　 1976　　　 医学書院

略　　歴

鈴木　榮

生年月日　　大正9年6月14日生
本　　籍　　青森県上北郡野辺地町字新町裏15-1
現　住　所　愛知県名古屋市緑区ほら貝1-462　〒458-0013

S12.3	青森県立野辺地中学校第4学年修了
S15.3	弘前高等学校理科乙類修了
S19.9	名古屋帝国大学医学部卒業
〃	名古屋帝国大学医学部副手（小児科教室勤務）
〃	第111173号を以て医籍登録
S19.11〜20.4	名古屋帝国大学附属医学専門部助手
S20.3〜20.10	応召
S20.10	名古屋帝国大学医学部副手
S21.2	名古屋帝国大学医学部附属病院医員助手
S21.10〜23.9	大学院特別研究生
S23.12	名古屋大学医学部助手
S24.1〜26.10	医局長
S26.5	学位授与（No.795）
S26.10	外来医長
S26.11	名古屋大学講師（附属病院分院勤務）
S27.4	椙山女学園大学講師（兼任）
S31.4	医学部附属看護学校講師（併任）
S35.4	医学部附属病院分院に併任（小児科科長）
S35.5	医学部附属助産婦学校講師
S35.11	名古屋大学助教授
S36.9	愛知県立高等看護学院講師（兼任）
S38.4〜41.3	金城学院大学講師（兼任）

S39.10	愛知学院大学歯学部講師（兼任）	
S43.7	名古屋大学医学部附属病院小児科長事務取扱	
S47.1	名古屋大学教育学部講師（併任）	
S49.8.16	名古屋大学教授、小児科科長	
S50.5	看護委員長	
S51.6～53.6	学友会時報部長	
S52.4～55.4	看護学校長	
S53.4	共済団理事	
S53.7～57.6	学友会庶務部長	
S58.11	第74回学友大会委員長	
S59.4	定年退官	
	金城学院大学特任教授	
S59.10～H4.10	名古屋市教育委員会委員（この間2期委員長）	
H8.3	金城学院大学　停年退職	

○学会関係役職

日本小児科学会	昭和35～60年	評議員
	48～52年	理　事
日本小児保健学会	昭和43～平成7	評議員
	47～平成7	理　事
日本小児神経学会	昭和52～平成2	評議員
日本感染症学会	昭和42～現在	評議員
日本臨床ウイルス学会	昭和52～53年	会　長
日本ウイルス学会	昭和53～58年	評議員
日本心身医学会	昭和53～平成5	評議員
日本小児心身医学会	平成元年～8年	理　事
	3年	会　長

○その他の役職をつとめた学会
  日本小児科学会東海地方会
  中部日本小児科学会
  小児精神神経学研究会
  日本小児皮膚科学会
  中日本感染症学会

○名誉会員
  日本小児科学会 平成6年～
  日本小児感染症学会 平成5年～
  小児呼吸器疾患学会 昭和62年～
  日本小児保健学会 平成7年～

○その他の役職
  森永奉仕会 評議員
  母子健康協会 理　事
  母子衛生研究会 顧　問

Ⓒ 2002   第 1 版発行　2002 年 6 月 14 日

私の独善的子育て論

　　定価（本体 700 円＋税）

著　者	鈴　木　　榮
〈検印廃止〉　　　　発行者	服　部　秀　夫
発行所	株式会社 新興医学出版社

〒113-0033　東京都文京区本郷 6 丁目 26 番 8 号
　　　　　電話　03 (3816) 2853
　　　　　FAX　03 (3816) 2895

印刷　株式会社 藤美社　　　ISBN4-88002-451-1　　　郵便振替　00120-8-191625

・本書の複製権・翻訳権・譲渡権・公衆送信権（送信可能化権を含む）は株式会社新興医学出版社が所有します。
・**JCLS**〈㈱日本著作出版権管理システム委託出版物〉
　本書の無断複写は著作権法上での例外を除き禁じられています。複写される場合は，その都度事前に㈱日本著作出版権管理システム（電話 03 - 3817 - 5670，FAX 03 - 3815 - 8199）の許諾を得てください。